Schneider   Nagelpilz

Dr. med. Klaus W. Schneider

Nagelpilz

Äußerliche und innerliche Behandlung /
Kombinationstherapien / Tips und Kniffe
im Umgang mit dem Nagelpilz

≡ **TRIAS** THIEME HIPPOKRATES ENKE

Adresse des Autors:

Dr. med. Klaus W. Schneider
Marienplatz 1
33098 Paderborn

Umschlaggestaltung und Konzeption
der Typographie:
B. und H. P. Willberg, Eppstein/Ts.

Textzeichnungen und Umschlaggestaltung:
Friedrich Hartmann, Nagold

*Die Deutsche Bibliothek –
CIP-Einheitsaufnahme*

Schneider, Klaus W.:
Nagelpilz : äußerliche und innerliche
Behandlung ; Kombinationstherapien ;
Tips und Kniffe im Umgang mit dem
Nagelpilz / Klaus W. Schneider. –
Stuttgart : TRIAS – Thieme Hippo-
krates Enke, 1994

© 1994 Georg Thieme Verlag,
Rüdigerstraße 14,
D-70469 Stuttgart
Printed in Germany
Satz und Druck:
Druckhaus Götz GmbH,
D-71636 Ludwigsburg
(Linotype System 5 [202])

ISBN 3-89373-256-X   1 2 3 4 5 6

Wichtiger Hinweis:

Wie jede Wissenschaft ist die Medizin
ständigen Entwicklungen unterworfen.
Forschung und klinische Erfahrung er-
weitern unsere Erkenntnisse, insbesondere was Behandlung und medikamen-
töse Therapie anbelangt. Soweit in diesem Werk eine Dosierung oder eine
Applikation erwähnt wird, darf der Leser zwar darauf vertrauen, daß Autoren, Herausgeber und Verlag große
Sorgfalt darauf verwandt haben, daß
diese Angabe dem Wissensstand bei
Fertigstellung des Werkes entspricht.

Für Angaben über Dosierungsanwei-
sungen und Applikationsformen kann
vom Verlag jedoch keine Gewähr über-
nommen werden. Jeder Benutzer ist
angehalten, durch sorgfältige Prüfung
der Beipackzettel der verwendeten Präparate und gegebenenfalls nach Konsultation eines Spezialisten festzustel-
len, ob die dort gegebene Empfehlung
für Dosierungen oder die Beachtung
von Kontraindikationen gegenüber der
Angabe in diesem Buch abweicht. Eine
solche Prüfung ist besonders wichtig
bei selten verwendeten Präparaten
oder solchen, die neu auf den Markt
gebracht worden sind. Jede Dosierung
oder Applikation erfolgt auf eigene Gefahr des Benutzers. Autoren und Verlag appellieren an jeden Benutzer, ihm
etwa auffallende Ungenauigkeiten dem
Verlag mitzuteilen.

Wozu ein Ratgeber über Nagelpilz?

Es gibt viele Ratgeber für Laien zu allen möglichen Krankheiten. Dabei ist es in keinem Fall verkehrt, wenn der Betroffene einiges über seine Erkrankung weiß, aber zur Behandlung zwingend notwendig sind solche Informationen meistens nicht. Ganz anders beim Nagelpilz! Hier handelt es sich um ein Problem, bei dem eine enorme Fülle von praktischen Anleitungen Voraussetzung für jede erfolgreiche Behandlung ist. Daher unsere Antwort auf die obige Frage vorweg: Abgesehen von einigen einleitenden allgemeinen Informationen über Ihre Krankheit, ist jedes Kapitel dieses Ratgebers unmittelbar nützlich bzw. notwendig für den richtigen Umgang mit Ihrem Problem »Nagelpilz«.

Es gibt keinen einzigen Fall von Nagelpilz, der leicht, schnell und problemlos zu heilen wäre. Immer ist die Behandlung extrem langwierig, meist sehr mühsam, oft auch schmerzhaft oder mit Nebenwirkungen verbunden.

Daher sind meistens drei Dinge notwendig:

1. Überlegungen zu der Frage, ob man eine vollständige Heilung überhaupt anstreben oder sich nicht viel besser darauf einrichten sollte, »mit dem Nagelpilz in friedlicher Koexistenz zusammenzuleben«. Das Behandlungsziel wird also bei einer 21jährigen Schmuckverkäuferin anders sein als bei einer 83jährigen rheumakranken Seniorin.

2. Um diese wichtige Entscheidung treffen zu können, muß man aber ein ganzes Bündel von Fakten in seine Überlegungen einbeziehen: Die Stärke des Befalls, erschwerende Begleitumstände, Nebenwirkungen, Behandlungsaussichten und vieles mehr.

3. Wenn man sich dann zu einer speziellen Behandlungsform entschlossen hat, kommt es in den meisten Fällen entscheidend auf technische Detailkenntnisse über das praktische Vorgehen an. Denn im Gegensatz zu vielen anderen Krankheiten ist es beim Nagelpilz mit dem Schlucken von Tabletten oder dem bloßen Auftragen eines äußerlichen Mittels und ein paar allgemeinen Verhaltensregeln nicht getan!

Diesen notwendigen Voraussetzungen für eine erfolgreiche Lösung des Problems »Nagelpilz« entsprechend ist dieser Ratgeber in drei Teile gegliedert:

Beim ersten Teil handelt es sich *nicht* um eine theoretische oder wissenschaftliche Abhandlung über den Nagelpilz und seine Erreger allgemein, sondern es werden gezielt nur solche **Kenntnisse über die Krankheit** vermittelt, die jeder Betroffene dringend braucht, um seine persönliche Entscheidung darüber treffen zu können, welches der verschiedenen Behandlungsziele ganz speziell in seinem individuellen Fall sinnvoll ist.

Zu dieser besonders wichtigen und oft schwierigen Entscheidungsfindung ist aber nicht nur die Vermittlung medizinischer Kenntnisse, sondern besonders auch **psychologischer Hilfen** unbedingt notwendig. Es ist einerseits wichtig, die richtige mentale Einstellung zu einem Zustand zu finden, den man doch nicht weiter ändern kann. Andererseits muß man aber über die richtigen Techniken verfügen, um sich mental genügend zu motivieren, um die immer monatelange Behandlung eines Nagelpilzes erfolgreich durchzustehen. Auch durch solche psychologischen Hilfen im dritten Teil unterscheidet sich dieser Ratgeber von den meisten anderen.

Im mittleren Abschnitt des Buches werden mit Photos und vielen Abbildungen genau die **handwerklichen Techniken** verdeutlicht, auf die es bei der Therapie dann entscheidend ankommt. Denn die Behandlung eines Nagelpilzes (Stichworte: »Nageltoilette«, »Occlusivverbände«, »Nagelerweichung«, »Schuhdesinfektion«) ist vergleichbar mit dem Tapezieren eines Zimmers oder jeder anderen handwerklichen Tätigkeit: Man muß das richtige Werkzeug haben, dazu genaue Gebrauchsanweisungen und möglichst noch einige Hinweise über spezielle »Tips« aus der »Trickkiste« des erfahrenen Profis.

Man könnte nun einwenden, daß dies alles doch Sache des behandelnden Arztes ist. Die Antwort auf diesen Einwand ist naheliegend: Die notwendigen Fakten, die in diesem Buch um die 120 Seiten einnehmen, können unmöglich in den 5–10 Minuten vermittelt werden, die ein Arzt-Patienten-Gespräch normalerweise dauert. Ihr nächster Einwand: »Dann muß sich der Arzt eben eine halbe oder eine Stunde Zeit nehmen«. Dazu nur eine Information: Für eine »Beratung und Untersuchung« kann der Arzt bei Patienten mit Krankenschein ca. 12.– DM abrechnen, nach Abzug der Praxiskosten und der Steuer bleiben dann maximal 4.– DM übrig. Diese Zahlen sollen hier anstelle einer ausführlichen Analyse stehen, warum eine ärztliche Untersuchung nicht eine halbe Stunde, sondern meistens nur wenige Minuten dauert.

Aber selbst dann, wenn sich Ihr Arzt die Zeit nehmen würde, Ihnen alles Notwendige selbst zu erklären, hätte dieses Buch noch immer seine volle Berechtigung. Denn kein Mensch hat ein so gutes Gedächtnis, daß er sich die vielen notwendigen Details nur nach einem solchen Gespräch merken könnte. Und dies gilt um so mehr, als viele Patienten bei einem Arztbesuch etwas aufgeregt sind, manches falsch verstehen und wichtige Rückfragen vergessen. Außerdem kennen Sie sicherlich das Sprichwort: »Ein Bild sagt mehr als tausend Worte«. Das gilt bei der Behandlung der Nagelpilzerkrankung ganz besonders, denn es ist schwierig, technische Abläufe allein mit Worten wirklich ganz klar zu machen. Die zahlreichen Bilderfolgen dieses Buches ergänzen also in idealer Weise die Erklärungen Ihres Arztes.

Insofern kann und soll dieser Ratgeber also keinesfalls den Arzt ersetzen – ganz im Gegenteil: Durch ein solches Buch wird das »Arbeitsbündnis« zwischen Arzt und Patient erst optimiert: Gerade dadurch, daß Sie sich schon über die wichtigsten Details Ihrer Krankheit informiert haben und sich auch bereits einige Gedanken darüber gemacht haben, was in Ihrem Fall überhaupt ein realistisches Therapieziel ist, ermöglichen Sie es dem Arzt und sich selbst, sich auf die wichtigen Einzelheiten Ihres ganz speziellen Falles zu konzentrieren.

Übrigens ... 13% aller Menschen leiden angeblich an Nagelpilz. Auch deshalb ist dieses Buch wichtig.

Dr. med. Klaus W. Schneider

Das sollten Sie über Nagelpilz wissen

☰ So sieht die typische Nagelpilzerkrankung aus

Vorweg: Es ist nicht Sinn der Sache, daß Sie theoretisch »alles« über Nagelpilz erfahren. Wozu auch? Sie wollen Ihren Nagelpilz ja nur möglichst erfolgreich behandeln, aber nicht Hautarzt oder Professor werden. Daher haben wir in diesem Ratgeber zwar alles aufgeführt, was bei der Behandlung praktisch wichtig ist. Hinsichtlich der Diagnostik und der allgemeinen Krankheitslehre sollen hier aber nur die Grundtatsachen erwähnt werden, die man kennen sollte, um das Prinzip der Behandlung verstehen zu können.

Dazu unbedingt notwendig sind aber auch einige wenige Grundkenntnisse über die Anatomie des Nagelorgans, also über die Frage »Wo ist was?«.

Damit im folgenden keine Mißverständnisse entstehen können, prägen Sie sich bitte vorweg die folgenden fünf Begriffe genau ein (so wie Ihre Kinder in der Schule Vokabeln lernen müssen):

Die **Nagelplatte** ist das, was Frauen mit Nagellack bepinseln.

Das **Nagelbett** liegt unter der Nagelplatte; man kann es sehen, weil der gesunde Nagel durchsichtig ist.

Der **Nagelwall** ist die Haut um den Nagel, seitlich und in der Mitte.

Vorne und **hinten** sind willkürliche Begriffe, die deshalb eben der Definition bedürfen: Wir nennen das »vorne«, wo der freie Nagelrand ist, an dem man die Nägel schneidet. »Hinten« entspricht dem mittleren Nagelwall, unter dem die Keimzone liegt, in der die Nagelplatte produziert wird.

Die Nagelpilzerkrankung entsteht durch Infektion mit Pilzen – wie der Name ja schon sagt. Die Pilze stammen aus der Umwelt (Näheres dazu im nächsten Kapitel). Das ist der Grund für die wichtige Tatsache, daß die typische Nagelpilzerkrankung am *vorderen*, freien Nagelrand beginnt. Das ist das wichtigste Unterscheidungsmerkmal gegenüber anderen Nagelerkrankungen. (Wie immer bestätigen Ausnahmen die Regel. Die Ausnahmen sind aber sehr selten, und ihre Behandlung ist z. T. abweichend. Sie sind daher nicht Gegenstand dieses Ratgebers, der Vollständigkeit halber aber werden sie auf S. 20 kurz besprochen.)

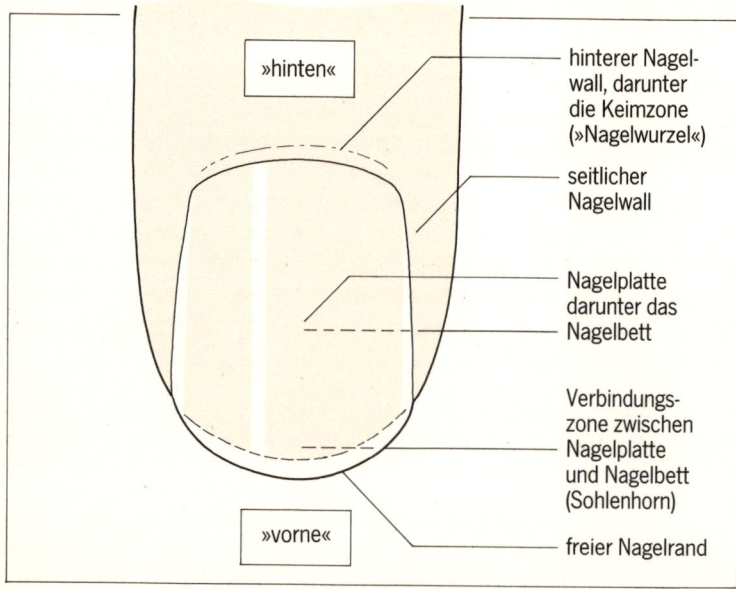

»hinten«

hinterer Nagel-
wall, darunter
die Keimzone
(»Nagelwurzel«)

seitlicher
Nagelwall

Nagelplatte
darunter das
Nagelbett

Verbindungs-
zone zwischen
Nagelplatte
und Nagelbett
(Sohlenhorn)

»vorne«

freier Nagelrand

Abb. 1   Die wichtigsten Begriffe rund um den Nagel.

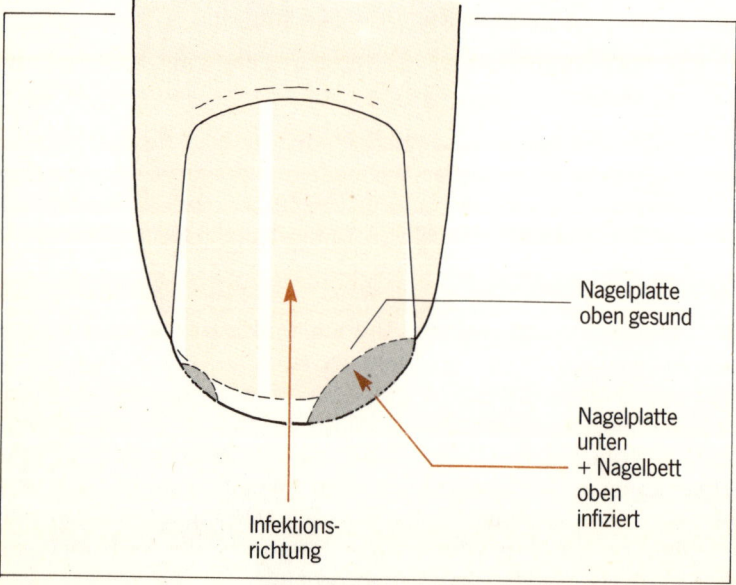

Nagelplatte
oben gesund

Nagelplatte
unten
+ Nagelbett
oben
infiziert

Infektions-
richtung

Abb. 2   Die Pilze dringen von vorne (meist seitlich) und von unten ein.

In den meisten Fällen erfolgt der Befall dabei nicht in der Mitte des freien Nagelrandes, sondern *seitlich!* Die mikroskopisch kleinen Pilzfäden greifen den Nagel von *unten* an und breiten sich auch nur im Nagelbett und in den unteren Anteilen der Nagelplatte aus. Die Oberfläche des Nagels bleibt zumindest anfangs und lange Zeit völlig glatt! Diese generelle Verhaltensweise der Pilzerreger müssen Sie deshalb kennen, um zu verstehen, daß das Einreiben oder Aufträufeln von Pilzmitteln *auf* den Nagel völlig sinnlos ist.

Aussehen Gesunde Nägel sind »klar«, also durchsichtig. Typisch für pilzerkrankte Nagelpartien ist, daß sie »getrübt«, also »undurchsichtig« werden. Auch das ist eine ganz wichtige Grundtatsache, auf die es bei der Behandlung entscheidend ankommt. Die Trübung des Nagels durch den Pilz besteht anfangs meistens in einer halbmondförmigen **Weißverfärbung** (Leukonychie), später in einer **bröckeligen Verdickung** (Onychodystrophie).

Verlauf Nach dem Beginn am vorderen und seitlichen freien Nagelrand breitet sich der Pilzerreger langsam (aber sicher) immer mehr nach hinten – also in Richtung Keimzone/mittlerer Nagelwall – aus, bis letztendlich der ganze Nagel befallen ist. Die Erkrankung beginnt in der Regel an einem einzigen Nagel und befällt langsam (aber sicher) einen Nagel nach dem anderen. (Siehe auch Farbtafel II, Abb. 1–3.)

Es sind hauptsächlich ältere Menschen betroffen (warum das so ist, erfahren Sie noch) – und je älter, um so stärker und weiter fortgeschritten ist oft der Befall. Dabei erkranken die Zehennägel wesentlich häufiger als die Fingernägel.

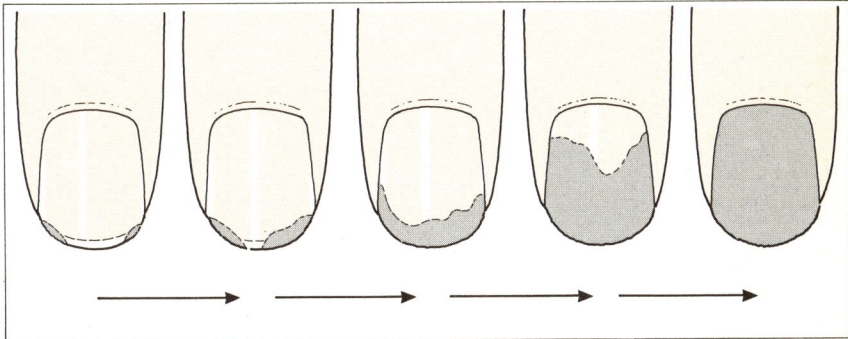

Abb. 3   Der Pilz »frißt« sich langsam von vorne nach hinten.

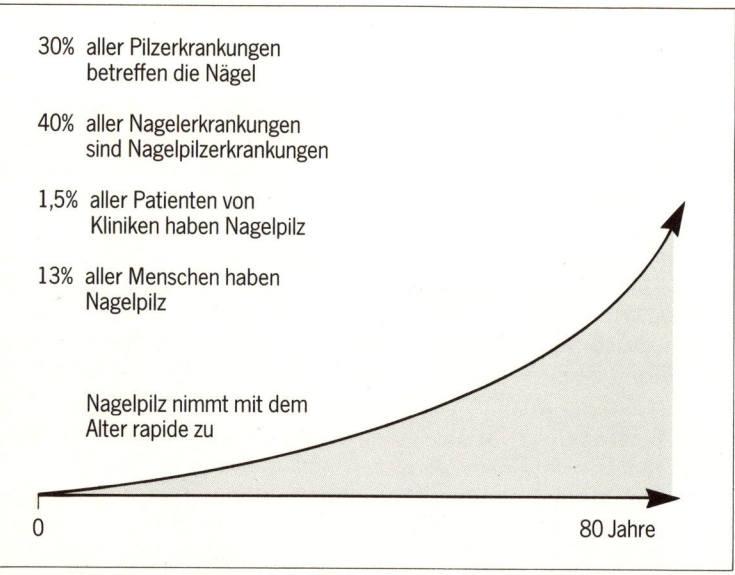

30% aller Pilzerkrankungen
betreffen die Nägel

40% aller Nagelerkrankungen
sind Nagelpilzerkrankungen

1,5% aller Patienten von
Kliniken haben Nagelpilz

13% aller Menschen haben
Nagelpilz

Nagelpilz nimmt mit dem
Alter rapide zu

0   80 Jahre

Abb. 4   Einige Zahlen zum Nagelpilz.

≡ Die Ursache der Nagelpilzerkrankung

Um Ihren Nagelpilz erfolgreich zu behandeln, brauchen Sie natürlich keinesfalls mikrobiologische Spezialisten zu werden. Aber man sollte seinen Feind schon etwas genauer kennen (bzw. ihm einmal »von Angesicht zu Angesicht« gegenüber getreten sein). Daher hier wenigstens ein kurzer Steckbrief Ihres Feindes und einige »Porträt-Aufnahmen«.

Sie kennen Pilze bis jetzt nur als Pfifferlinge, Steinpilze oder Champignons. Oder – als weniger erfreuliche Vertreter – den hochgiftigen Fliegenpilz. Einen Nagelpilzerreger in dieser Ihnen bekannten Pilzform gibt es nicht. Aber trotzdem ist der Unterschied zwischen Nagelpilzen und Speisepilzen kleiner als man meinen könnte. Denn auch bei Champignons etc. besteht der »eigentliche« Pilz in einem ausgedehnten *Geflecht von Pilzfäden* im Boden (oder in Holzstämmen oder anderen Nährsubstraten), und der Ihnen als »Pilz« bekannte Pilzhut (= Fruchtkörper) ist lediglich eine zeitweilige Erscheinungsform des Pilzes zum Zweck der Fortpflanzung. Haut- und Nagelpilze bestehen eben *nur* aus Pilzfäden bzw. Pilzgeflecht – das ist der eigentlich doch eher kleine Unterschied.

Die vielen Nagelpilzerreger werden wissenschaftlich in Gruppen und Untergruppen eingeteilt. Um Ihnen die Sache ganz anschaulich zu machen, könnte man sagen: Ihr Hautarzt möchte den Erreger Ihrer Nagelpilzerkrankung meistens ganz genau – nämlich mit *Nachnamen* (Pilzfamilie) und *Vornamen* (Familienmitglieder) – kennenlernen. Dabei ist der »Nachname« deswegen sehr wichtig, weil die verschiedenen Pilzfamilien auf unterschiedliche Pilzmittel ansprechen! Der »Vorname« ist dagegen

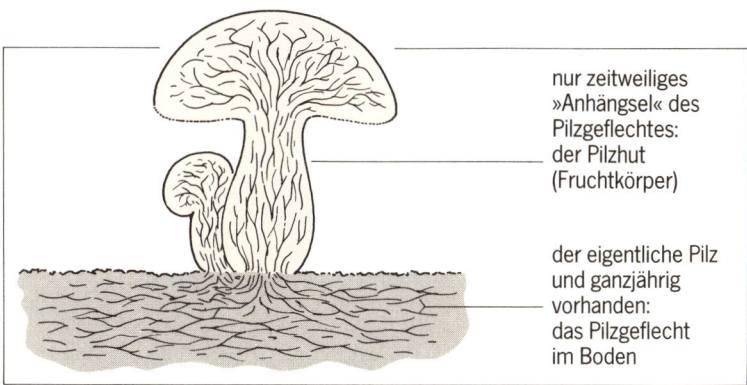

nur zeitweiliges »Anhängsel« des Pilzgeflechtes: der Pilzhut (Fruchtkörper)

der eigentliche Pilz und ganzjährig vorhanden: das Pilzgeflecht im Boden

Abb. 5   Auch Speisepilze bestehen aus Pilzfäden.

mehr von wissenschaftlichem als von praktischem Interesse, weil alle Mitglieder einer Familie auf die gleichen Mittel identisch reagieren.

Nur für besonders Interessierte: Es gibt drei »Pilzfamilien« (»DHS-System«: D = Dermatophyten, H = Hefen, S = Schimmel).

– In den allermeisten Fällen von Nagelerkrankungen handelt es sich um eine **Dermatophyten**-Infektion! Um die geht es in diesem Buch.

– **Hefen** spielen viel seltener und eher als Zweiterreger bei primärer Dermatophyten-Infektion eine Rolle. Als Ersterreger sind sie besonders dann im Spiel, wenn der mittlere hintere Nagelwall in Form einer Nagelwallentzündung befallen ist. (Übrigens: Hefen sind die typischen Erreger von Windel-Soor und Scheidenpilz; meist handelt es sich um *Candida albicans*.)

– **Schimmelpilze** sind (mit einer Ausnahme, dem braunen *Scopulariopsis brevicaulis*) immer Sekundärerreger, die sich erst dann zusätzlich breit machen, wenn bereits eine Infektion durch Dermatophyten erfolgt ist. Schimmelpilze sind also lediglich eine Art von »Aasfressern«. Schimmelpilzinfektionen sind oft daran zu erkennen, daß auffällige Farbveränderungen der Nägel – wie schwarz oder grün – auftreten, aber auch Sekundärinfektionen durch Bakterien führen zu solchen Farbphänomenen.

Der mit Abstand häufigste Nagelpilzerreger ist *Trichophyton rubrum* (Nach- und Vorname, wie »Meier, Heinrich«). In der Kultur sieht er aus wie Watte, schneeweiß und flaumig, die Rückseite ist oft rot pigmentiert. (Siehe auch Farbtafel III, Abb. 4–6.)

Während Speisepilze im Wald und auf der Wiese wachsen, kommen Haut- und Nagelpilze zwar auch in der Erde, öfter bei Tieren (besonders Katzen, Rindern, Meerschweinchen etc.), aber am häufigsten bei *Menschen* vor.

Wenn Sie also empört fragen, wo Sie sich wohl angesteckt haben (Unterton: bei welchen unhygienischen Leuten oder Verhältnissen), müßte man Ihnen gerechterweise antworten: »Bei Leuten wie Ihnen selbst, die Sie ja einen ansteckenden Nagelpilz mit sich herumschleppen und dabei die Pilzerreger überall in der Gegend herumstreuen.«

Das ist zwar ganz schön hart formuliert – aber wahr!

≡ So weist man die Pilzerreger nach

Das Pilzpräparat Wenn der Arzt nicht sicher weiß, ob es sich um eine Pilzerkrankung oder eine andere Erkrankung des Nagels (vgl. Seite 19ff) handelt, schabt er Hornmaterial vom unteren Teil des freien Nagelrandes ab und untersucht dieses im Mikroskop: Findet er Pilzfäden, ist der Befund positiv, was bedeutet, daß sich der Anfangsverdacht bestätigt hat.

Die Pilzkultur Zusätzlich will der Hautarzt aber auch wissen, um welche »Familie« von Pilzerregern (vgl. Seite 16) es sich handelt. Zu diesem Zweck schabt er pilzhaltiges Nagelmaterial in ein Plastikschälchen (Petri-Schale), die einen Nährboden (Agar) enthält, der dem Pilz zum optimalen Wachstum dessen Lieblingsspeisen bietet. Nach einigen Tagen bis zu vier Wochen wachsen dann viele Pilzfäden in Form eines oft voluminösen Pilzgeflechtes, dessen mikroskopische Merkmale – z. B. Makrokonidien und Mikrokonidien – eine genaue Bestimmung zulassen.

Es gelingt nicht immer, die Erreger einer Nagelpilzerkrankung mittels Pilzkultur nachzuweisen. Dafür gibt es mehrere mögliche Gründe:

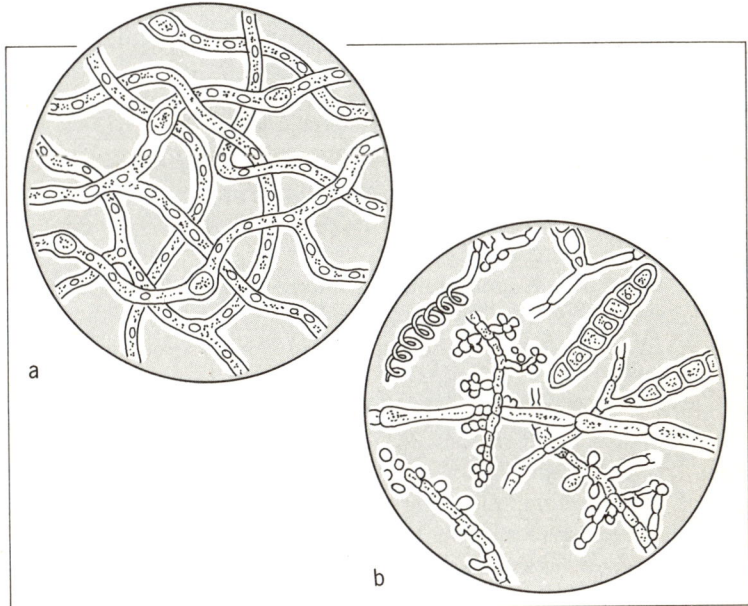

Abb. 6   Pilzfäden im Präparat (a) beweisen eine Pilzerkrankung.
           Mit der Pilzkultur (b) läßt sich der Pilz näher bestimmen.

- Vorbehandlung mit Pilzmitteln: Dadurch werden die Pilze zwar nicht abgetötet, aber doch so »angeschlagen«, daß sie auf der Kultur nicht mehr »angehen«.
- Falsche Materialentnahme: Nur feines Schabematerial ist geeignet, abgeschnittene Nagelstücke dagegen völlig ungeeignet.
- Schwierige Materialentnahme: Da das Material ja *unter* dem Nagel entnommen werden muß, ist es oft schwierig, erregerhaltige Späne zu gewinnen. Es ist ja klar: Wenn keine Pilzfäden auf den Nährboden gelangen, kann logischerweise auch kein Pilzgeflecht wachsen.

Üblicherweise werden Pilzkulturen von der Arzthelferin angelegt. In manchen Fällen kann es aber von Vorteil sein, wenn der Patient die Materialentnahme zuhause in aller Ruhe selbst vornimmt.

Unser Tip: Wenn es Ihrem Hautarzt nicht gelungen ist, den Erreger nachzuweisen, dann könnten Sie dem Arzt eventuell dieses Buch zeigen und vorschlagen, daß man Ihnen eine Kulturplatte mit nach Hause gibt, damit Sie selbst einen Versuch starten können. Voraussetzung ist, daß Sie mindestens durchschnittliches manuelles Geschick besitzen. Gehen Sie nach folgender **Anleitung** vor:

Materialgewinnung bei Nagelpilz zum Anlegen einer Pilzkultur:
1. Aufbewahrung des Nährbodens bis zur Verwendung im Kühlschrank, jedoch keinesfalls im Gefrierfach!
2. Füße mit Seife – nicht mit einem Desinfektionsmittel – waschen.
3. Den betreffenden Fuß auf einen Stuhl, Hocker oder dgl. stellen und ein sauberes Blatt weißes Papier (z. B. Schreibmaschinenpapier) darunterlegen.
4. Mit Feile, Nagelschere oder ähnlichem Instrument möglichst feines Material aus dem betroffenen Nagelteil lösen und auf dem Papier sammeln. Günstig: Abfeilen der Nagelenden. Nicht brauchbar: Große Stücke.
5. Nährboden öffnen, Material ohne Berühren des Gels verteilen. Schale mit Tesafilm, Pflaster oder ähnlichem locker verschließen (nicht luftdicht!).
6. Nährboden kennzeichnen (Haushaltsetikett, Pflaster o. ä.). Datum der Beschickung mit Material angeben!
7. Aufbewahren des beschickten Nährbodens bei Zimmertemperatur, baldige Abgabe in der Praxis.
8. Das Ergebnis liegt 1–3 Wochen, in der Regel 2 Wochen, nach Abgabe der Pilzkultur vor.
   (Quelle: Der Deutsche Dermatologe 39, Heft 6, [1991, S. 742]).

Ergänzend muß aber erwähnt werden, daß manche namhafte Fachleute eine solche Beteiligung des Patienten an der Untersuchung grundsätzlich ablehnen. Sicherlich ist dieses Verfahren nur in speziellen begründeten Fällen angebracht.

Davon muß man den Nagelpilz unterscheiden

In diesem Kapitel geht es um die Nagelerkrankungen, um die es in diesem Buch **nicht** geht. – Bevor Sie diesen Satz fünfmal lesen, weil Sie ihn nicht verstanden haben, lesen Sie lieber weiter, weil die Aussage sogleich deutlicher dargestellt wird.

Es gibt **andere Pilzerkrankungen** des Nagels, die in diesem Buch nicht besprochen werden sollen, weil sie *sehr viel seltener* sind und *gänzlich anders* behandelt werden.

Würden diese völlig anders zu bewertenden Nagelpilzerkrankungen gleichwertiges Thema des Buches sein, würde dadurch das klare und übersichtliche Konzept »verwässert«. Das aber lohnt sich auch aus quantitativen bzw. »statistischen« Gründen nicht, weil solche Pilzerkrankungen des Nagels – wie gesagt – z.T. extrem selten sind, während die hier behandelte Art eine wahre Volksseuche ist. Wenn in der Überschrift von »dem« Nagelpilz die Rede ist, meinen wir damit also nicht alle Nagelpilzerkrankungen, sondern nur die spezielle, die 99,9% aller Fälle ausmacht. Andererseits sollte in einem Buch wie diesem doch die Möglichkeit bestehen, sich über alle wichtigen Nagelerkrankungen dieser Art zu informieren, so daß diese hier der Übersicht halber kurz erwähnt werden.

Es gibt **andere Nagelerkrankungen,** die nicht durch Pilze verursacht werden, aber mit Nagelpilz verwechselt werden. Wenn diese Krankheiten auch nicht Thema dieses Buches sind, sollen auch sie – zum Vergleich und der allgemeinen Übersicht halber – wenigstens kurz dargestellt werden.

Für den Arzt ist diese Thematik – im medizinischen Sprachgebrauch »Differentialdiagnostik« genannt – natürlich von allergrößter Wichtigkeit. Denn es ist gerade in diesem Fall sehr ärgerlich, wenn eine Nagelerkrankung als Pilz behandelt wird, obwohl sie gar keine ist; ist die Behandlung doch so mühsam und langwierig wie kaum eine andere.

═══ Andere Nagelpilzerkrankungen

Es gibt insgesamt vier mögliche Eintrittsstellen für Pilze in das Nagelorgan.

1. Die Pilzinfektion des vorderen freien Nagelrandes von unten: Das ist die Form, um die es sich in den allermeisten Fällen handelt und deren Therapie in diesem Buch detailliert besprochen wird.

2. Die Pilzinfektion des hinteren Nagelrandes: Hier dringt der Pilz am hinteren Nagelwall ein (z. B. durch Abschneiden des Nagelhäutchens) und wandert ins Nagelkeimgewebe und auch unter den Nagel. Diese Form des Nagelpilzes ist so selten (und die Behandlung unterschiedlich), daß Sie ab jetzt von ihr nichts mehr hören werden.

3. Oberflächliche Pilzinfektion des Nagels von oben: In diesem Fall wird die Nagelplatte nur oberflächlich befallen. Sie wird dadurch

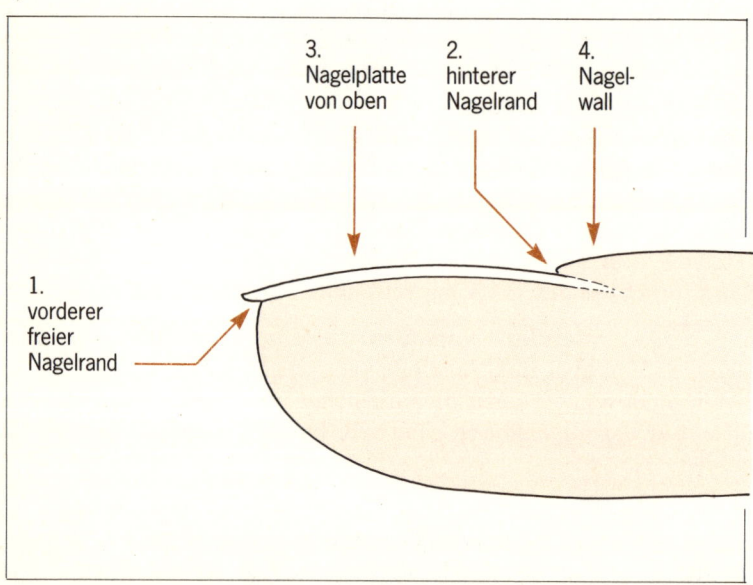

Abb. 7   Es gibt vier Eintrittsstellen für Pilze in das Nagelorgan.

weißlich. Diese Form des Nagelpilzes ist selten und zudem – logischerweise – relativ einfach zu behandeln; somit hat sie mit der Pilzerkrankung dieses Buches nichts gemein und wird daher ab jetzt nicht mehr erwähnt.

4. Pilzerkrankungen des Nagelwalles: Schließlich gibt es eine relativ häufige Pilzerkrankung des hinteren Nagelwalles. Sie muß hier wenigstens erwähnt werden, weil der Nagelwall immerhin als Teil des Nagelorgans betrachtet wird. Diese Pilzerkrankung (Paronychie) bekommen hauptsächlich Menschen (z. B. Hausfrauen, Bäcker, Fleischerei-Verkäuferinnen), die dauernd im feuchten Milieu arbeiten und damit den Fett-Feuchtigkeits-Film der Haut des Nagelwalles zerstören. Der Pilzerreger, der jetzt eintritt und zu einer Entzündung des Nagelwalles mit Rötung und Schwellung (und evtl. Eiterbildung) führt, ist allerdings immer ein Hefepilz wie *Candida albicans* (und kein Dermatophyt, wie bei den drei Pilzerkrankungen der Nagelplatte selbst). Sekundär kommt es dann meistens auch zu Veränderungen der Nagelplatte, weil bei einer schweren Erkrankung von Nagelwall und darunterliegendem Keimgewebe eben kein gesunder Nagel produziert werden kann. Die Nagelplatte ist meist gewellt oder anders verformt – aber pilzfrei!

In diesem Fall muß natürlich der hintere Nagelwall mit Pilzmitteln behandelt werden und nicht die Nagelplatte. Letztere normalisiert sich ganz von selber, wenn die Nagelwallinfektion ausgeheilt ist. Das therapeutische Problem ist also ein ganz anderes, und Sie werden daher von dieser Pilzerkrankung des Nagelorgans ab sofort auch nichts mehr hören.

═══ Andere, aber eventuell ähnliche Erkrankungen des Nagels

Die Schuppenflechte des Nagels: Die Schuppenflechte (Psoriasis) ist die Hautkrankheit, die am häufigsten auch den Nagel befällt und dann nagelpilzähnliche Veränderungen verursacht und zu Fehldiagnosen führen kann. Normalerweise ist das kein allzugroßes Problem: Man muß ja nur registrieren, ob auch Anzeichen für eine Schuppenflechte der Haut vorhanden sind. Also: Die Konstellation »Schuppenflechte an den Ellbogen und pilzähnliche Nagelveränderungen« spricht dafür, daß es sich auch bei den Nagelveränderungen um Schuppenflechte handelt. Leider kommt es auch vor, daß die (erbliche) Schuppenflechte *nur* an den Nägeln auftritt und nicht an der Haut (und auch nicht in der Vorgeschichte des Betroffenen oder seiner Familie). Dann ist die Unterscheidung von Nagelpilz auch für den Hautarzt oft schwer und manchmal klinisch sogar unmöglich. Dann führen nur Pilzpräparat und Pilzkultur (siehe Seite 17) weiter.

In typischen Fällen von Nagel-Psoriasis entstehen

- Grübchen (»Tüpfelnägel«)
- sog. »Ölflecken«
- Nagelzerstörung (»Krümelnagel«)

Diese Ölflecken und Grübchen fehlen bei der Nagelpilzerkrankung, so daß eine Unterscheidung in typischen Fällen relativ einfach ist.

Andere Hautkrankheiten, die auch zu Nagelveränderungen führen können, sind

- Knötchenflechte (Lichen ruber planus)
- kreisrunder Haarausfall (Alopecia areata)
- Ekzeme aller Art

Ekzeme sind ja sehr häufige Hautkrankheiten, daher sieht man auch ihre Folge oft an den Nägeln relativ. Auch hier gilt wieder: Ist der Nagelwall – in diesem Fall mit einem Ekzem – schwer erkrankt, kann keine »vernünftige« Nagelplatte gebildet werden. Nach erfolgreicher Behandlung der Ekzemerkrankung des Nagelwalls (und Umgebung) normalisiert sich die Nagelplatte wieder ganz von selbst. (Siehe auch Farbtafel IV, Abb. 7–9.)

Andere Nagelveränderungen: *Primäre* Nagelveränderungen sind solche, die *nur* die Nägel (und nicht auch die Haut) betreffen. Arterielle Durchblutungsstörungen bei Arterienverkalkung, Zuckerkrankheit und starkes Rauchen können dazu führen, daß sich besonders die Großzehennägel verdicken, schmutzig-gelblich verfärben und langsamer wachsen; manchmal kann dadurch eine Nagelpilzerkrankung vorgetäuscht werden. Eine Klärung ist wiederum durch Pilzkultur möglich.

In manchen Berufen (oder Hobbys) hat man *Kontakt mit toxischen Substanzen,* die die Nägel beim direkten Kontakt angreifen. Auch *Nagelsplitt* – es gibt Längssplitt und Quersplitt – hat mit einer Infektion durch Pilze natürlich nichts zu tun. Schließlich und endlich sind *erbliche Nagelerkrankungen* zu erwähnen. Die Unterscheidung ist schon dadurch oft leicht möglich, daß in solchen Fällen schon kleine Kinder betroffen sind und von vorneherein meist alle 20 Nägel.

☰ Wichtig: auf Begleitumstände achten

Die meisten Patienten fragen ihren Arzt nach Erstfeststellung der Krankheit: »*Warum* habe ich diese Krankheit bekommen, und warum gerade *ich,* und warum gerade *jetzt?*« – Die Antwort: Pilzerreger fressen grundsätzlich gerne Keratin, d. h. die oberste Hornschicht der Haut und die untere Hornschicht der Nägel. *Sie* haben deshalb einen Nagelpilz, weil Sie *Kontakt* mit den Erregern hatten und weil die *Abwehrkräfte* Ihres Körpers die Infektion nicht verhindert haben!

Zum Thema »Abwehrkräfte« soll im folgenden ein Experiment geschildert werden, das eins der zentralen Probleme bei der Nagelpilzerkrankung ganz deutlich macht:

Es wurde bei gesunden Versuchspersonen versucht, durch massiven Kontakt mit den klassischen Nagelpilzerregern an allen möglichen Stellen des Nagelorgans Nagelpilzerkrankungen zu erzeugen. Um das Ergebnis vorwegzunehmen: Eine solche Infektion gelang so gut wie nie! Auch wenn man massenhaft Pilze an den typischen Infektionsort, also unter den vorderen Nagelrand brachte, und selbst wenn man dabei das Nagelbett verletzte und die Pilze mit der Wunde kontaktierte, gelang die Ansteckung nicht. Die Pilze wurden nach außen abgestoßen, ein »Angehen« der Infektion kam nicht zustande.

Das gleiche »Experiment« läuft täglich millionenfach unbeabsichtigt ab: In jedem Schwimmbad und in jeder Sauna existieren Pilzerreger, weil eben so viele Menschen mit Nagelpilz diese dort »verstreuen«, und das feucht-warme Treibhausklima ideale Lebensbedingungen für die Pilze bietet. In jedem Schwimmbad und in jeder Sauna wie auch in manchen Hotelduschen etc. findet also das oben geschilderte Experiment täglich hundertfach statt: Hunderte von nackten Füßen treten auf die Pilzfäden – und nur sehr wenige davon stecken sich tatsächlich an. Warum?

Die Antwort ist – in allgemeiner Form – sehr einfach: **Es kommt immer nur dann zu einer Ansteckung, wenn der Betroffene anfällig ist.**

Jeder Mensch ist täglich von Krankheitserregern umgeben: von Bakterien, von Viren und eben von Pilzen. Wenn es nur auf die Existenz der Erreger bzw. den Kontakt mit diesen ankäme, würde so gut wie jeder Mensch laufend an einer oder mehreren Infektionskrankheiten leiden. Das ist aber nicht der Fall, weil – neben den Erregern – ein zweiter Faktor von mindestens gleich großer Bedeutung ist:

Der Mensch ist stärker,
der Erreger hat keine
Chance, er wird ab-
gewehrt und ausge-
schieden:
Gesundheit

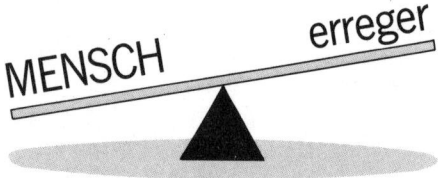

Gleichgewicht der Kräfte.
Der Mensch ist zwar von
den Erregern besiedelt,
wird aber nicht krank.

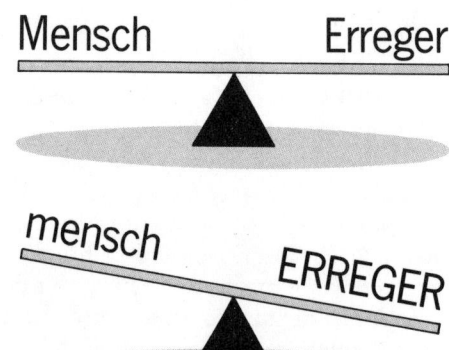

Die schwache Abwehr-
kraft des Menschen gibt
dem Erreger die Mög-
lichkeit zum Wuchern:
Krankheit

Abb. 8   Die Abwehrkraft des Menschen und der Angriffserfolg der Erreger stehen in engem
Zusammenhang.

Negativ ausgedrückt: die »*Anfälligkeit*« des Menschen.

Positiv ausgedrückt: die »*Abwehrkräfte*« des Menschen.

Ein völlig gesunder Mensch hat Abwehrkräfte, die zuverlässig
dafür sorgen, daß die von außen angreifenden Infektionserreger erfolgreich
abgewehrt werden. Erst wenn diese Abwehrkräfte eines Menschen aus
irgendeinem Grunde geschwächt sind, also das Gleichgewicht zwischen
drohenden Angreifern und den Abwehrkräften aus der Balance gerät, erst
dann können die Erreger die äußeren Schutzhüllen des Menschen (Haut,
Schleimhaut) durchdringen und eine Infektionskrankheit verursachen.

Zum Beispiel Viruserkrankungen, wie Erkältung und Lippenbläs-chen: Wie der Begriff »Erkältung« schon sagt, kann bei grippalen Infekten bzw. Schnupfen starke Abkühlung dazu führen, daß das Immunsystem des Körpers vorübergehend so beeinträchtigt ist, daß z. B. die Schnupfenviren durch die Rachenschleimhaut ins Innere des Körpers gelangen können. Heute weiß man allerdings, daß die Kälte keine so große Rolle spielt, wie man bisher glaubte. Eine viel größere Rolle spielt z. B. die Psyche: Auch Depressionen, übergroßer Streß, seelische Spannungen etc. können das Immunsystem ganz erheblich negativ beeinflussen! So ist vielen Menschen bekannt, daß z. B. Lippenbläschen (Herpes) einerseits durch grippale Infekte, andererseits durch psychische Faktoren wie Streß, Ekel etc. ausge-löst werden können.

Beim Nagelpilz spielen »Erkältung« und psychische Faktoren sicherlich keine Rolle. Was aber dann? – Zunächst einmal ist es nützlich, zwischen *anlagemäßiger* Anfälligkeit und *krankhafter* Anfälligkeit zu un-terscheiden.

So gibt es – ansonsten gesunde – Menschen, die sich zehnmal im Jahr erkälten und andererseits solche, die nur alle paar Jahre mal einen Schnupfen bekommen. Oft sind es letztere, die dafür schon einen Fußpilz zwischen den Zehen bekommen, wenn sie nur von weitem ein Schwimmbad zu Gesicht bekommen, während der zehnmal jährlich Erkältete noch nie Fußpilz hatte, obwohl er täglich 1000 Meter schwimmt. Man muß also davon ausgehen, daß die Abwehrkräfte von Mensch zu Mensch je nach Veranlagung unterschiedlich sind.

Begleiterkrankungen, die Nagelpilzwachstum fördern

Der wichtigste Faktor bei der Nagelpilzerkrankung, besonders der Zehennägel, sind neben einer (angeborenen) Veranlagung zweifellos Durchblutungsstörungen.

Wenn man sich die Tatsache klar macht, daß sich alle Nägel des Menschen an seinen äußersten »Spitzen« und am weitesten vom Motor des Blutkreislaufes (dem Herz) entfernt befinden, und die Blutgefäße logischer-weise von innen nach außen immer dünner und feiner werden, dann kann man sich leicht vorstellen, daß schon geringste Durchblutungsstörungen im Bereich der Fingernägel Auswirkungen haben können. Es ist wie mit einem Uhrzeiger: Zentral (innen) ist seine Fortbewegung kaum feststellbar, und je weiter peripher (außen) man die Sache betrachtet, um so größer sind die Auswirkungen der zentralen Drehung.

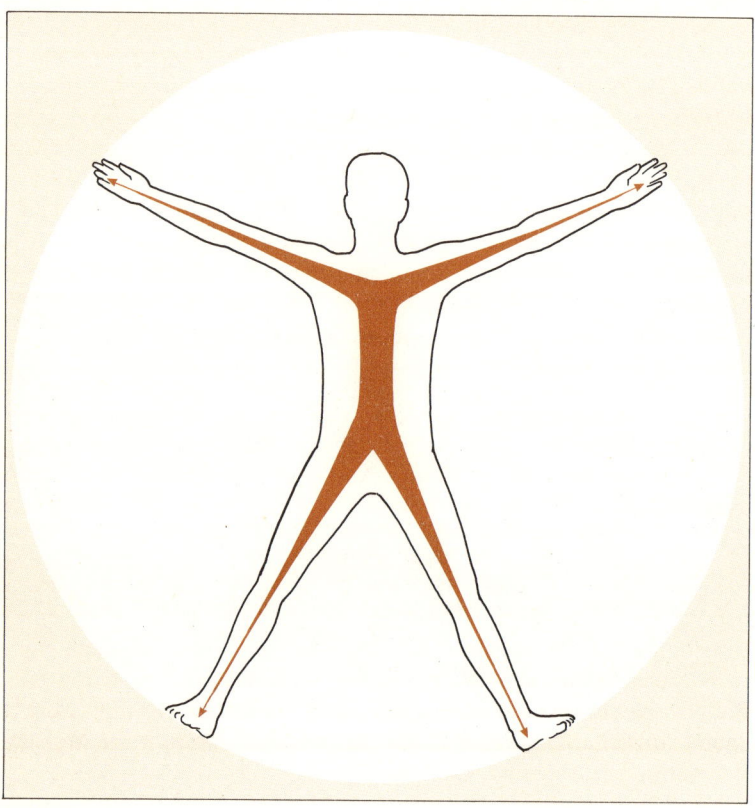

Abb. 9   Durchblutungsstörungen machen sich am stärksten an Fingern und Zehen
bemerkbar.

— *Durchblutungsstörungen*

    Bei **arteriellen Durchblutungsstörungen** (arterielle Verschluß-
krankheit = AVK) handelt es sich um die bekannte *Verkalkung der
Arterien,* wie sie unter anderem starke Raucher oder auch Zuckerkranke
oft bekommen. In schweren Fällen kann man dann die Pulse an den
Fußrücken nicht mehr tasten. Aber wie schon gesagt: In der Peripherie, an
den Nägeln, wo sich Durchblutungsstörungen viel stärker auswirken, reichen zur Pilzinfektion wahrscheinlich schon Störungen der arteriellen
Durchblutung, die 1000fach schwächer sind.

Bei **venösen Durchblutungsstörungen** (chronisch venöse Insuffizienz = CVI) handelt es sich um primäre (durch Veranlagung bedingte) oder sekundäre (nach bemerkter oder unbemerkter Thrombose) *Krampfadern.* In allen diesen Fällen werden die Stoffwechselschlacken nicht mehr vollständig aus dem Gewebe abtransportiert, weil das venöse Blut in den erweiterten Venen mehr steht als fließt. Es kommt also zur Vergiftung des peripheren Gewebes – und vergiftetes Gewebe kann eben Krankheitserreger schlechter abwehren als gesunde Körperzellen.

Bei **funktionellen Durchblutungsstörungen** handelt es sich um solche, die nicht auf organischen Veränderungen wie Verkalkung oder Venenwandschäden beruhen, sondern lediglich auf vorübergehenden bzw. reversiblen Verengungen oder Erweiterungen der Blutgefäße. Das beste, häufigste und bekannteste Beispiel sind *kalte Hände:* dabei verkrampfen sich die Blutgefäße so, als wäre es minus 20° kalt, obwohl in Wirklichkeit Hochsommer ist. Nach wenigen Minuten oder Stunden kann sich dieser Zustand von selbst normalisiert haben, als wäre nie etwas gewesen (und das gibt es bei organischen Blutgefäßveränderungen natürlich nicht). Funktionelle Durchblutungsstörungen basieren meistens auf einer entsprechenden Konstitution (Veranlagung), wobei psychische Faktoren zusätzlich eine Rolle als Auslöser spielen können. Demgegenüber gibt es auch richtige Krankheiten dieser Art (wie z. B. den Morbus Raynaud etc.).

Neben den o. g. Arten von Durchblutungsstörungen, die jeder Arzt kennt und die man auch mit verschiedenen Untersuchungsmethoden messen kann, könnte man zumindest theoretisch zusätzlich feinste und mit heutigen Methoden nicht meßbare »Mikrozirkulationsstörungen« nur im Bereich der Nagelwachstumszonen vermuten. Und zwar deshalb, weil es auch junge Menschen gibt, die sonst kerngesund sind, keinerlei meßbare Durchblutungsstörungen haben, den Pilzerregern nicht mehr ausgesetzt sind als andere, und die trotzdem eine unverkennbare Neigung zur Nagelpilzerkrankung vieler oder aller Nägel haben.

Ob es sich dabei wirklich um Zirkulationsstörungen, eine Abwehrschwäche oder eine Störung anderer Art handelt, ist letztlich unbekannt und eigentlich auch völlig egal. Auf jeden Fall handelt es sich um eine Art *angeborener Veranlagung,* die wir hier einfach als »Faktor V« (wie Veranlagung) bezeichnen wollen.

Das entscheidende an diesem rätselhaften »Faktor V« ist leider: Abgesehen von einer unspezifischen Besserung durch eine ganz allgemein gesunde Lebensweise ist hier eine Beseitigung nicht möglich, da man eben die Konstitution bzw. die Erbanlagen eines Menschen grundsätzlich nicht ändern kann.

—— *Diabetes und Immunsuppressiva*

Weitere häufige Begleitkrankheiten, die Nagelpilzinfektionen fördern, sind:

Zuckerkrankheit (Diabetes): Pilze sind »Leckermäuler« und mögen gerne Süßes. Daher bekommen Diabetiker mit ihrem erhöhten Blutzuckerspiegel besonders häufig Pilzerkrankungen aller Art – und eben auch Nagelpilz.

Medikamente, wie besonders Cortison: Manche Arten von Tabletten unterdrücken das Immunsystem des Körpers, so daß also die natürlichen Abwehrkräfte des Körpers (sozusagen die »Körperpolizei«) in ihrer Arbeit massiv behindert werden. Mit Riesenabstand am häufigsten handelt es sich dabei heute um Cortison, das z. B. bei Bronchial-Asthma oder bei rheumatischen Erkrankungen viel eingesetzt wird. Asthmatiker leiden deswegen besonders oft an Pilzen – und eben auch an Nagelpilz.

=== Die Verhältnisse im Alter

Weil die Blutgefäße im Laufe der Jahrzehnte einem Verschleiß unterliegen, nimmt die Durchblutung im höheren Alter immer irgendwie ab – auch wenn das mit den derzeit verfügbaren Methoden (noch) nicht meßbar ist. Gleichzeitig nimmt das Risiko laufend zu, arterielle oder venöse Krankheiten wie die genannten zu bekommen.

Jedes Gewebe unterliegt – wie die Blutgefäße – einer Alterung mit abnehmender Funktion, so daß man annehmen kann, daß eben auch das Nagelkeimgewebe und die Nagelplatte »älter« und damit anfälliger werden. Und schließlich »ermüden« auch die verschiedenen Teilbereiche des Immunsystems, so daß die Abwehrkräfte ganz allgemein mit zunehmendem Alter schwächer werden. Das ist vermutlich der Hauptgrund, warum viele Krebsarten erst im Alter auftreten.

Alle diese Faktoren tragen dazu bei, daß Nagelpilz – besonders an den Zehennägeln – mit zunehmendem Alter immer häufiger wird. So gesehen ist also leider bereits das ganz normale Altern als ein Faktor aufzufassen, der für Nagelpilzerkrankung anfällig macht.

Neben Veranlagung, Durchblutungsstörungen, Stoffwechselerkrankungen, Immunschwächen und hohem Alter gibt es aber noch weitere wichtige Nagelpilzauslöser, die man durchaus relativ einfach behandeln und damit vollständig abstellen kann.

═══ Entfettung von Haut und Nägeln

Bei häufigem Kontakt mit Entfettern (z. B. Spül- und Putzmitteln oder technischen Entfettern) bzw. überhaupt Arbeiten im feuchten Milieu und häufigem Händewaschen kommt es zur Aufweichung des Sohlenhorns und der obersten Hornschicht des Nagelbettes, womit der Pilzinvasion Tür und Tor geöffnet ist.

Während also der wichtigste Co-Faktor für Nagelpilz an den Zehennägeln bei älteren Menschen Durchblutungsstörungen sind, ist Entfettung einer der wichtigsten Co-Faktoren bei Nagelpilz der Fingernägel bei jüngeren Menschen. Dabei handelt es sich hauptsächlich um junge Frauen: Besonders Hausfrauen mit viel Hausarbeit, aber auch Friseurinnen, Fleischereiverkäuferinnen etc.

Die logische Konsequenz für alle: Arbeiten im feuchten Milieu nur mit Gummihandschuhen, Reduzierung der Naßkontakte, weniger Händewaschen etc.

═══ Mikrotraumen

Immer dann, wenn auf einen Nagel häufig oder dauernd Scherkräfte (Druck) einwirken, werden diese bis ins Keimgewebe des Nagels fortgeleitet. Dort kommt es dann zu Störungen mit der Folge einer vermehrten Anfälligkeit des Nagels gegen Infektionen.

So sind Fälle von **Fußballern** bekannt, die durch den häufigen Druck beim heftigen Treten des Balles nur am rechten Großzehennagel eine schwere Pilzinfektion bekommen haben.

Nicht anders verhält es sich natürlich bei **Kindern** mit zu engen Schuhen, bei denen dem laufenden Wachstum keine Rechnung getragen wird, oder bei Leuten mit zu großen Schuhen, die bei jedem Schritt – infolge mangelnden Halts – im Schuh nach vorne rutschen und dort mit den Nägeln anstoßen.

Insbesondere die häufige Art von Nagelpilz, die – **bei Menschen jüngeren und mittleren Lebensalters** – am Großzehennagel beginnt, ist meistens durch modische, d. h. zu enge (spitze) Schuhe ausgelöst. Der Druck, mit dem die Zehe gegen das Leder stößt, verformt die Nägel von der Seite und von vorne:

   – der seitliche Druck führt zur transversalen Verkrümmung der Nagelplatte und ihrer Ablösung vom Nagelbett an den typischen seitlichen Stellen, an denen die Nagelpilzerkrankung so gerne beginnt.

– der Druck von vorne führt zu quer verlaufenden Stauchfurchen der Nagelplatte und zu ihrer Ablösung in der Mitte des freien Nagelrandes.

Auch dann, wenn Sie keinen direkten Druck empfinden, stellt der Kontakt des Nagels mit dem Schuh (und besonders bei jedem Schritt) ein Mikrotrauma dar, das zur Abhebung des Nagels und damit zu kleinen Spalten und Hohlräumen zwischen Nagelplatte und Nagelbett führt, die die denkbar besten Eintrittspforten für Pilzerreger darstellen!

Die Nagelpilzerkrankung beginnt meist exakt an der Druckstelle des Großzehennagels und breitet sich dann von dort aus. Ist der Großzehennagel erst einmal infiziert, kann in der Folge natürlich auch jeder andere Nagel befallen werden.

Wenn Sie an Nagelpilz der Zehennägel leiden, machen Sie einmal folgenden einfachen Test: Nehmen Sie einen Ihrer modischen Schuhe, die Sie häufig anziehen, und stellen diesen neben dem entsprechenden Fuß auf den Boden. Dann vergleichen Sie die Breite von Fuß und Schuh im Zehenbereich. In den meisten Fällen wird die Diskrepanz auf Anhieb klar.

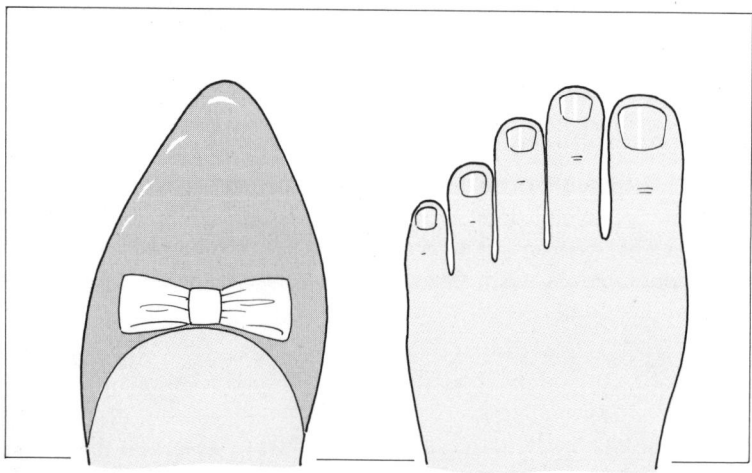

Abb. 10   Offensichtliches Mißverhältnis zwischen Schuh- und Fußbreite.

=== Hautpilz-Infektionen

Da Nagelpilz durch Ansteckung entsteht, kann er durch Ansteckung auch weiter übertragen werden. Nagelpilzerreger befallen (fressen) generell gerne Hornmaterial: Und aus Horn bestehen nicht nur die Nägel, sondern auch die obersten Hautschichten (abgestoßene verhornte Hautzellen).

– Daher ist jeder Patient mit *Hautpilz* gefährdet, auch *Nagelpilz* zu bekommen.
– Daher ist jeder Patient mit *Nagelpilz* gefährdet, auch *Hautpilz* zu bekommen.

Wenn ein Mensch also zum Beispiel eine Pilzerkrankung der Haut in der Leistenbeuge hat, juckt diese Hautkrankheit oft, und der Patient kratzt logischerweise. Dabei kratzt er sich die Pilzerreger regelrecht unter die Fingernägel – und das ist ja genau die Stelle, wo Nagelpilzerkrankungen beginnen. Da sich jeder Mensch gelegentlich mal hier und da kratzt, kann nun der Nagelpilz wieder an eine andere Hautstelle (z. B. Gesäß) übertragen werden. Dieser zweite Hautpilz juckt wieder, der Patient kratzt wieder, infiziert sich ... und so weiter und so fort – es entsteht ein richtiger Circulus vitiosus oder Teufelskreis:

Bitte prüfen Sie daher nach, ob Sie eine (oder mehrere) der häufigsten vier Hautpilz-Arten haben (siehe auch Farbtafel V):

– **Zwischenzehen-Pilz:** Pilze lieben nicht nur Hornmaterial, sondern auch Treibhausklima. Das ist in Hautfalten gegeben. Daher sind der 3. und 4. (enge) Zwischenzehenraum Lieblingsstellen für Ihren Pilzerreger.
Die Krankheitszeichen: Juckreiz, Schuppung und Hauterweichung zwischen den kleinen Zehen.
– **Fußsohlen-Pilz** und **Handflächen-Pilz:** Da Pilzerreger Horn lieben, befallen sie gerne die Stellen am menschlichen Körper, die am stärksten verhornt sind: Handflächen und Fußsohlen. Dabei sind die Fußsohlen viel häufiger betroffen, weil die Erreger im Treibhausklima der Schuhe leichter übertragen werden als im Bereich der unbekleideten Hände.
Die Krankheitszeichen: Verdickung der Hornschicht mit starker Schuppung.
– **Leistenbeugen-Pilz:** Auch die Leistenbeugen sind feucht-warme und besonders großflächige Falten – und daher oft befallen.
Die Krankheitszeichen: Scharf begrenzte bzw. randbetonte Halbkreise aus Rötung und Schuppung.

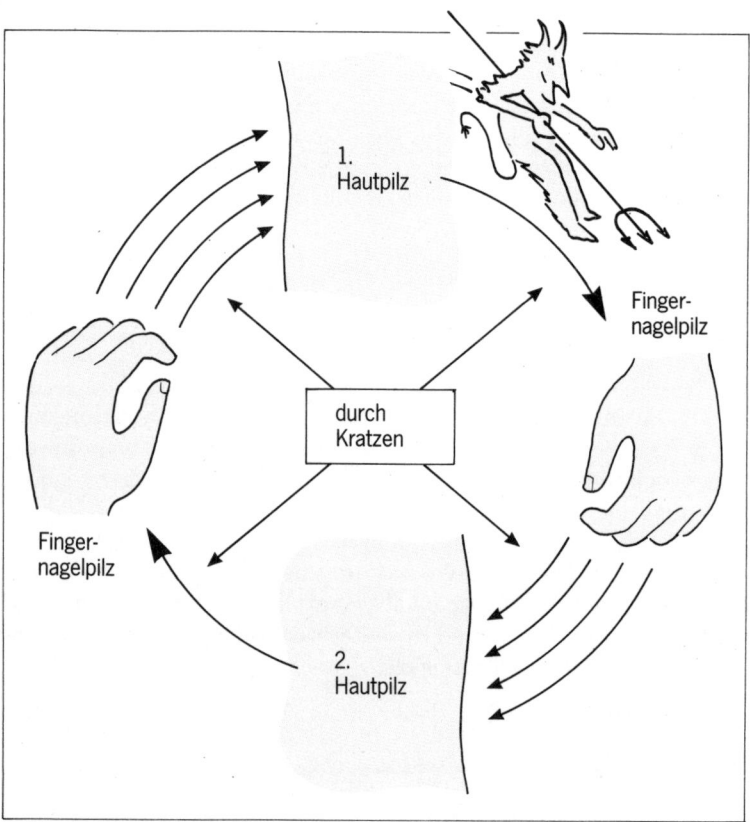

Abb. 11   Hautpilz und Fingernagelpilz – ein Teufelskreis.

Nach allem, was Sie nun schon über Pilzinfektionen wissen, werden Sie kaum noch fragen, warum in einem Ratgeber für *Nagel*pilz auch *Haut*pilzerkrankungen aufgezählt werden. Sie haben ganz recht: Weil wegen der Gefahr durch **Rück-Ansteckung** besonders **durch Kratzen** mit den Fingernägeln jede Behandlung eines Nagelpilzes »witzlos« ist, wenn nicht gleichzeitig auch jede Hautpilzinfektion mit beseitigt wird. Logisch, oder?

Über das wichtige Thema »Abstellen von Begleiterkrankungen« lesen Sie mehr im hinteren Teil dieses Buches, und zwar dort besonders auf Seite 82 ff.

Tab. 1 Auslöser für die Nagelpilzerkrankung (Zusammenfassung)

Schwer oder nicht abstellbar	– Durchblutungsstörungen – Stoffwechselstörungen, Immunschwäche – Hohes Alter etc.
Leicht und völlig abstellbar	– Entfettung – Mikrotraumen (Druck) – Hautpilzerkrankungen etc.

Die fünf Bausteine einer Behandlungsstrategie

≡ ## Tabletten gegen Nagelpilz

Die einfachste und denkbar angenehmste Behandlung von pilzinfizierten Nägeln wäre theoretisch die Einnahme von ein paar Tabletten, die die Pilze im Nagel abtöten. Und tatsächlich: Diese Möglichkeit steht auch praktisch zur Verfügung. Aber – wie immer im Leben – hat jedes Ding zwei Seiten. Und diese beiden Seiten heißen bei Medikamenten immer einerseits »Wirkung« und andererseits »Nebenwirkungen« (oder besser: unerwünschte Wirkungen). Tabletten, die nur eine starke Wirkung und keinerlei Risiko haben, gibt es nicht; umgekehrt: Mittel, die garantiert risikolos sind, sind wohl ebenso garantiert wirkungslos. Diese Gesetzmäßigkeit kann man bei Tabletten gegen Nagelpilz schon aus deren fachlichem Namen ersehen:

Antimykotika (= Antipilzmittel) sind eine Gruppe der *Antibiotika:* (die aus dem Lateinischen abgeleitete Silbe *anti* bedeutet »gegen« und das griechische Wort *bios* heißt »Leben«), also *»Lebensvernichter«!* Da der Mensch ja auch ein Lebewesen ist und aus vielen Einzelzellen besteht, die den Pilzzellen im Prinzip gar nicht so unähnlich sind, ist es nicht sehr verwunderlich, daß Antibiotika auch Nebenwirkungen haben können. Natürlich richten sich diese Mittel nicht im gleichen Maße gegen die Zellen von Pilzen und Menschen. Wie jeder weiß, werden antibakterielle Antibiotika, wie Penicillin etc., weltweit und seit Jahrzehnten in riesigen Mengen eingenommen, und dabei sind klinisch sichtbare bzw. praktisch relevante Nebenwirkungen eher die Ausnahme!

Aber da gibt es eben einen ganz wesentlichen Unterschied zwischen bakterientötenden Antibiotika und pilztötenden Antibiotika: Die bakterientötenden Antibiotika werden in der Regel *nur 1–2 Wochen* eingenommen, weil bakterielle Infektionskrankheiten in der Regel gut durchblutete Organe befallen und deren Infektionserreger schon nach wenigen Tagen definitiv abgetötet sind.

Demgegenüber müssen Tabletten gegen Nagelpilz *immer mehrere Monate* eingenommen werden, um in wirksamer Menge in den Nagel zu gelangen. Und da liegt eben der entscheidende Unterschied. Stellen Sie sich vor, Ihre etwas schwierige Schwiegermutter stattet Ihnen einen Besuch ab: Bleibt sie eine Woche, können Sie das mit viel gutem Willen noch gerade irgendwie überbrücken. Bleibt die »Gute« aber 12 Wochen, bricht in zunehmendem Maße das ganze Familienleben auseinander (ein Vergleich, den sich jeder Leser auch ohne viel Phantasie leicht selbst ausmalen kann)...

Im Gegensatz zu allen anderen Teilen eines Menschen sind seine Haare und Nägel *tote* Hornprodukte. Das heißt, daß sie keinerlei Blutgefäße enthalten, in denen Medikamente herantransportiert werden könnten. Und in ihren Zellen finden keine aktiven Stoffwechselvorgänge mehr statt! Die 0,5–0,7 mm dicke Nagelplatte wird aus etwa 100–150 unregelmäßig übereinander geschichtete Hornzellagen (kernloser, toter Hornzellen) aufgebaut. Produziert werden diese Hornzellen in der Wachstumszone (Matrix) unter dem hinteren/mittleren Nagelwall.

Nur hier in dieser kleinen durchbluteten Wachstumszone kann das mit dem Blutstrom antransportierte Pilzmittel in die Matrix-Zellen eintreten, die dann als tote Hornzellen bzw. als Nagelplatte ganz langsam nach vorne geschoben werden. Eine direkte Einlagerung von Pilzmitteln in die tote Nagelplatte gibt es dagegen nicht.

Von den beiden heute zur Verfügung stehenden Mitteln wird das ältere nur in der »Nagelwurzel« eingelagert (Abb. 12). Um in die ganze Nagelplatte zu gelangen, muß es daher solange eingenommen werden, bis der Nagel einmal total von »hinten« (b) nach »vorne« (a) gewachsen ist: ca. 12 Monate! Neuere Mittel gelangen vermutlich in geringeren Mengen auch über das Nagelbett, – also von »unten« – in die Nagelplatte. Da diese Mittel außerdem nicht nur pilzhemmend (fungistatisch), sondern pilztötend (fungizid) wirken, ist die Einnahmezeit deutlich verkürzt: ca. 3 Monate!

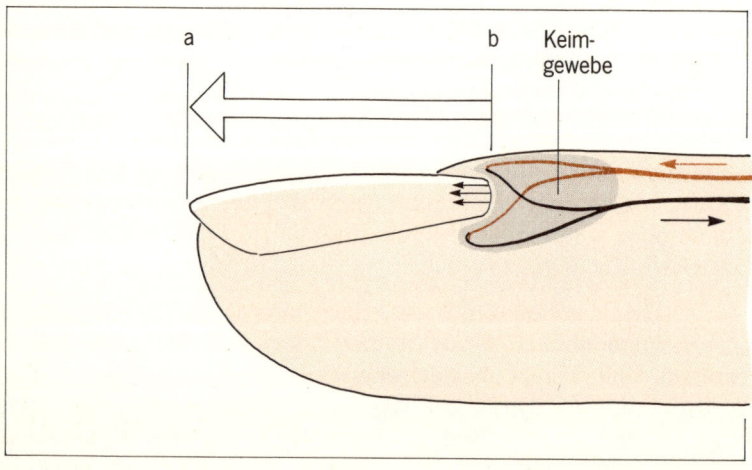

Abb. 12   Das Pilzmittel wird mit dem Blut in die Wachstumszone des Nagels gebracht.

Aber auch 3 Monate sind für »Anti-bios-Mittel« noch eine sehr lange Zeit! Das zeigten z. B. die Erfahrungen mit Nizoral.

Die Nizoral-Story

Vor ungefähr 10 Jahren sah es schon einmal so aus, als wäre der Durchbruch geschafft: Es kamen neue Pilztabletten auf den Markt, die in vielen tausend Fällen erprobt und bislang so gut wie nebenwirkungsfrei waren. Das ideale Mittel gegen Nagelpilz schien gefunden (wenn man mal von dem hohen Preis absah). In manchen Hautarztpraxen wurde es bei jedem schweren Fall von Nagelpilz verordnet und das über Zeiträume von 6, 12, 18 Monaten. Und zumindest der Hersteller wurde finanziell immer »gesünder«, denn jede einzelne Tablette kostete über 3.– DM.

Je mehr das Ketoconazol (so der chemische Wirkstoffname) aber verordnet wurde, um so öfter wurden Nebenwirkungen beobachtet und gemeldet. Und zwar auch tödliche! Gerade bei langer Einnahme traten schwerste Verläufe von Leberentzündung auf. Daneben »leichtere« Nebenwirkungen wie Allergien, Übelkeit, Juckreiz, Brustschwellung, Durchfall, Haarausfall, Kopfschmerzen, Wechselwirkungen mit anderen Medikamenten etc.

Heute ist die Anwendung des Mittels bei Nagelpilz nicht mehr erlaubt! Gerechterweise muß gesagt werden, daß es sich bei kurzfristiger Anwendung (z. B. 5 10 Tage bei Scheidenpilz) um ein nach wie vor risikoarmes und hochwirksames Präparat handelt. Eine längere Behandlung ist aber nur noch bei entsprechend bedrohlichen Systemmykosen (Pilzerkrankungen des ganzen Körpers) üblich, und in solchen Fällen müssen laufend die Leberwerte kontrolliert werden.

Zwischenzeitlich ist vom gleichen Hersteller ein Nachfolgepräparat aus der gleichen Substanzgruppe auf dem Markt erschienen. Und es sieht tatsächlich so aus, als ob dieses Mittel einen erheblichen Fortschritt darstellt:

– stärkere Wirksamkeit gegen Pilze
– bessere Verträglichkeit
– höhere Affinität zur Hornsubstanz

Anders als das *Nizoral* gelangt *Sempera* offenbar nicht nur über das Keimgewebe, sondern auch über das Nagelbett in die Nagelplatte. Dadurch hält die Wirkung noch monatelang weiter an, nachdem das Mittel abgesetzt wurde. So wurden nach dreimonatiger Behandlung Erfolgsquoten von z. B. 20%, nach weiteren sechs Monaten ohne Behandlung von z. B. 78% gesehen.

Derzeit ist der Stand der Dinge der, daß man in sogenannten »Dosisfindungstudien« zu klären versucht, welches das beste Vorgehen hinsichtlich Dosierung, Anwendungshäufigkeit und Behandlungsdauer ist. Es scheint so, als ob anfangs höhere Substanzmengen für kürzere Zeit letztendlich wirksamer sind als niedrigere Mengen über längere Zeit. Und man untersucht, ob eine sogenannte »Pulstherapie« (z. B. nur eine Tabletteneinnahme pro Woche) im Anschluß an die anfänglich dreimonatige Intensivbehandlung eine weitere Verbesserung der Behandlung darstellt.

Entscheidend bleibt aber die Frage nach dem Nebenwirkungsrisiko. Und diese Frage kann man eben erst in Jahren einigermaßen verläßlich und eventuell erst in Jahrzehnten abschließend beantworten. Bis jetzt hat man so gut wie keine ernsthaften Nebenwirkungen beobachtet – aber das war ja zu diesem Entwicklungszeitpunkt bei dem *Nizoral* nicht anders. Es spricht auch alles dafür, daß Nebenwirkungen der gleichen Art bei dem neuen Mittel unwahrscheinlicher sind – aber das schließt nicht aus, daß ganz neue und bisher unbekannte Gefahren auftauchen werden.

Aber man hat aus der »Nizoral-Story« gelernt. Man weiß heute, daß das Risiko schwerer Nebenwirkungen erst nach millionenfachem Einsatz realistisch eingeschätzt werden kann. Daher ist *Sempera* zunächst nur für den Einsatz bei Haut- und Schleimhautpilzen zugelassen, die 15 Tage bis maximal einen Monat lang behandelt werden (seit kurzem allerdings auch zur Langzeitbehandlung bei Systemmykosen, die allerdings auch lebensgefährlich sind, weshalb die Risikoabwägung völlig anders erfolgen muß). *Die Anwendung bei Nagelpilz ist (vorerst?) nicht erlaubt!*

—   *Nystatin: bei Nagelpilz uninteressant*

An dieser Stelle muß eine weitere Art von Pilztabletten kurz erwähnt werden: Nystatin heißt der Wirkstoff, und das Präparat gibt es unter vielen Handels-Namen (z. B. *Moronal)*. Es handelt sich um einen »Spezialisten« gegen *Hefepilze,* die ja – wie erwähnt – ebenfalls Nagelpilz bzw. Nagelbettinfektionen verursachen können. Wunderbarerweise haben diese Tabletten so gut wie keinerlei Nebenwirkungen. Und so kommt es, daß man immer wieder Patienten trifft, die von ihrem Arzt dieses Mittel für bzw. gegen ihren Nagelpilz verordnet bekommen haben.

Obwohl das Präparat hochwirksam (und risikolos) ist, wundern sich die Patienten bald, daß auch nach Monaten keinerlei Wirkung auf den Nagelpilz zu bemerken ist. Des Rätsels Lösung – sowohl für den ausbleibenden Effekt wie auch für die Harmlosigkeit des Mittels: Der Wirkstoff wird gar nicht durch die Darmwand in den Körper aufgenommen und gelangt also überhaupt nicht in das Blut. Er wird genau so via After wieder ausgeschieden, wie er via Mund eingenommen wurde. Er dient ausschließlich zur Behandlung von Hefepilz-Erkrankungen des Mundes (Soor bei Säuglingen) und der Darmschleimhaut.

Und das sollte eigentlich auch jeder Arzt wissen ... (Analoges gilt für ähnliche Wirkstoffe wie Amphotericin und Natamycin/Pimaricin).

Konkret stehen heute zwei Tabletten-Präparate gegen die Nagelpilzerkrankung zur Verfügung: Griseofulvin und Terbinafin.

— *Griseofulvin: praktikabel, aber auch kein Wundermittel*

Bereits seit 1958 bzw. 1959 gibt es weltweit ein Pilzmittel zur oralen Anwendung (Tabletten): das Griseofulvin (Handelspräparat *Fulcin* S, *Likuden* M, *Polygris*), das also seit nunmehr 33 Jahren in sehr vielen Fällen von Nagelpilz angewandt wurde, und dessen Nebenwirkungen, Risiken und Erfolgschancen heute ganz genau eingeschätzt werden können.

Zu den Nebenwirkungen: Griseofulvin verursacht relativ häufig zu Beginn der Einnahme Kopfschmerzen und Magen-Darm-Beschwerden. Beides ist aber relativ harmlos und läßt oft bei Weiternahme nach.

Ansonsten werden im Beipackzettel als mögliche Nebenwirkungen aufgeführt: Hautausschläge, Schlaflosigkeit, Schwellungen, Veränderungen des Blutbildes, Lichtüberempfindlichkeit, »Bläschenschübe«, Mißempfindungen. »In sehr seltenen Fällen erhöhtes Risiko für das Auslösen eines systemischen Lupus erythematodes (= schwere Systemkrankheit des ganzen Körpers) und anderer schwerer Hautveränderungen!«.

Und wieder wörtlich zitiert: »In Einzelfällen vermindertes Reaktionsvermögen (Verkehr, Maschinen).« Und: »Eventuell Alkoholunverträglichkeit«! Zudem kann es bei gleichzeitiger Einnahme der Anti-Baby-Pille und Antikoagulantien (Mittel zur Verdünnung des Blutes) die Wirkung dieser Mittel abschwächen! Bei schweren Leberschäden ist die Einnahme verboten. Und bei längerer Einnahme (wie bei der Behandlung von Nagelpilz) sind Kontrollen der Leberwerte üblich.

Daß die Risiken eines solchen Mittels auch nach millionenfachem Einsatz über 33 Jahre hinweg noch nicht definitiv beurteilt werden können, zeigt die Tatsache, daß im Dezember 1991 erneut eine heftige Diskussion um die Gefahren des Mittels bei Kinderwunsch aufflammte.

Schon immer war das Mittel in Schwangerschaft und Stillzeit verboten. Das Besondere aber ist, daß auch *Männern* mit konkretem Kinderwunsch über lange Zeit eine Einnahme verboten ist, weil im Tier- und Pflanzenexperiment die Verteilung der erbgleichen Chromosomenhälften auf die zu bildenden erbgleichen Zellen beeinträchtigt werden kann. Weil man nun bekanntlich die Ergebnisse von Tier- und Pflanzenversuchen nicht so ohne weiteres auf den Menschen übertragen kann, und im konkreten Fall beim Menschen solche Schäden nie nachgewiesen wurden, streiten sich derzeit die Hersteller mit der Aufsichtsbehörde darüber, wie streng der Warnhinweis formuliert werden soll: Das Bundesgesundheitsamt will die Formulierung: »Griseofulvin kann erbgutschädigend wirken«. Die Hersteller dagegen schlagen folgende Formulierung vor: »Unter Griseofulvin kann die normale Entwicklung des Samens bzw. der befruchteten Eizelle beeinträchtigt werden. Männern, die mit Griseofulvin behandelt werden, wird daher empfohlen, während der Behandlung und bis zu sechs Monate danach kein Kind zu zeugen. Frauen sollten während der Behandlung mit Griseofulvin nicht schwanger werden. Griseofulvin sollte nicht während der Schwangerschaft und Stillperiode eingenommen werden.«

Bewertung: Es muß klar betont werden, daß – abgesehen von den Kopf- und Magenbeschwerden – alle Nebenwirkungen selten sind. Viele Ärzte wenden das Mittel seit Jahrzehnten bei Nagelpilzerkrankungen häufig an, ohne jemals ernsthafte Probleme gehabt zu haben. Aber man darf andererseits auch nicht die Augen vor den möglichen Risiken verschließen, zumal die Einnahmezeit bei Nagelpilzerkrankungen – ganz anders als bei Hautpilzen – eben immer sehr lange ist.

Insgesamt ist ein »kritischer Einsatz« durchaus empfehlenswert. Das heißt: Verwendung in ausgewählten Fällen mit guten Erfolgsaussichten; Meiden in anderen Fällen, die aus unterschiedlichsten Gründen eben zu einer solchen Behandlung weniger oder nicht geeignet sind (ausführliche Abwägung der Indikationen im letzten Teil des Buches).

Alles in allem könnte man mit den Nebenwirkungen und Risiken von Griseofulvin durchaus leben, wenn man mit einiger Sicherheit mit einem sicheren Behandlungserfolg rechnen könnte. Aber genau das ist eben nicht der Fall!

Zu den Wirkungen: Damit Sie die Wirkung von Griseofulvin konkret einschätzen können, vorweg ein Zitat aus der Literatur: »Bei 71 Patienten mit Onychomykosen der Füße war nach einjähriger Behandlung erst die Hälfte der Patienten vollkommen erscheinungsfrei« (Meinhof). Dazu muß man noch erwähnen, daß es nach dem Absetzen der Tabletten in vielen Fällen zum baldigen Rückfall kommt.

Die Ergebnisse von anderen Autoren sind noch sehr viel schlechter: Wenn man z. B. ein Jahr mit Tabletten behandelt und dann nach zwei Jahren nachuntersucht, bleiben oft nur noch 10 bis maximal 20% geheilte Fälle übrig.

Da eine einjährige Einnahme eines Antibiotikums ja kein »Pappenstiel« ist, fällt eine Abwägung zwischen Nutzen und Risiko letztendlich doch relativ schlecht aus. Ganz konkret ausgedrückt heißt das:

Um eine relativ sichere Heilung einer Nagelpilzerkrankung ohne große Rückfallgefahr zu erzielen, müßte Griseofulvin mehrere bis viele Jahre ohne Unterbrechung eingenommen werden. Eine solche Einnahmedauer über viele Jahre ist aber wegen des Nebenwirkungsrisikos nicht akzeptabel!

Daher sind sich heute fast alle Fachleute zumindest darüber einig:

■ Eine Behandlung von Nagelpilz mit Griseofulvin *allein* ist nicht zu verantworten.

■ Griseofulvin kann aber *als eine von mehreren* Maßnahmen wertvolle Dienste leisten.

Nebenbei: Griseofulvin gehört seit dem 1. 1. 1992 zu den Wirkstoffen mit Festbetrag. Das bedeutet: Senkung der Preise um ca. 15−20%, keine Rezeptgebühr. Trotzdem gehört das Präparat nach wie vor zu den relativ teuren Mitteln. Die Behandlung kostet für 1 Monat über 80.− DM, für 1 Jahr ca. 1000.− DM.

Terbinafin: ein Fortschritt, aber auch nicht problemlos

Seit Mai 1992 gibt es neue Anti-Pilz-Tabletten namens *Lamisil,* die erstmals im Dezember 1992 auch zur Behandlung von Nagelpilzerkrankungen zugelassen wurden. Die Herstellerfirma, die natürlich den »Pferdefuß« von Anti-bios-Mitteln genau kennt, machte bei den Ärzten von Anfang an damit Werbung, daß sie in bunten Prospekten einer erfundenen »harten Tour« der Nagelpilzbehandlung (mit dem Schneidbrenner bildlich dargestellt) die neue »sanfte Tour« mit *Lamisil* gegenüberstellte.

Nach den vorausgegangenen Ausführungen wissen Sie aber bereits, daß es wirklich »sanfte« Anti-Pilz-Tabletten gar nicht geben kann. Trotz der erst kurzen Erfahrungszeit waren daher bereits bei der Einführung eine Menge möglicher **Nebenwirkungen** bekannt:

Es »können allergische Hautreaktionen (Ausschlag, Urticaria), Kopfschmerzen oder gastrointestinale Beschwerden, wie z. B. Völlegefühl, Appetitlosigkeit, Übelkeit, leichte Bauchschmerzen oder Diarrhö auftreten.« – »Terbinafin geht in die Muttermilch über. Stillende Mütter sollten daher nicht mit Lamisil behandelt werden. Klinische Erfahrungen mit Kindern liegen nicht vor. Daher ist die Anwendung bei Kindern nicht zu empfehlen.«

Obwohl die Einführung des Präparates ja erst wenige Monate her ist, stand damals in den oben zitierten Fachinformationen noch kein Wort über eine Nebenwirkung, die heute schon ein echtes Problem darstellt: Seit der Markteinführung häufen sich Berichte über totalen *Geschmacksverlust* oder erhebliche Geschmacksbeeinträchtigungen, wie unangenehmer metallischer oder salziger Geschmack. In einigen Fällen verloren die Patienten auch gleichzeitig das Geruchsvermögen.

Bisher waren diese Schäden nach Absetzen der Tabletten nach bis zu drei Monaten rückgängig. Der Hersteller versucht – bei dem Preis des Mittels (28 Tabletten kosten 232.22 DM) fast verständlicherweise – diese Risiken zu bagatellisieren. Natürlich wird dem Hersteller nur ein winziger Bruchteil solcher Nebenwirkungen schriftlich gemeldet, so daß dieser von »extrem seltenen« Nebenwirkungen sprechen kann. Der Autor selbst aber konnte schon bei den ersten 10 Patienten dreimal (!!) solche Geschmacksstörungen beobachten.

Neuerdings erschienen nun aber schon Berichte über Leberschäden und Gelbsucht. Schließlich gab es sogar »einen Todesfall in Verbindung mit Terbinafin« (arznei-telegramm 1/93)!

Mittlerweilen sind noch eine ganze Reihe weiterer Nebenwirkungen in Form verschiedener (auch schwerer) Hautkrankheiten, Lichtempfindlichkeiten, Gelenkbeschwerden, Muskelschmerzen und Muskelschwächen etc. bekannt geworden. Es handelt sich dabei meistens um Störungen des Immunsystems des Körpers. Man braucht kein Prophet zu sein, um zu vermuten, daß da im Laufe der Zeit noch eine ganze Reihe weiterer Nebenwirkungen hinzukommen werden!

Nun wäre es natürlich ungerecht und unsachlich, sein Augenmerk nur einseitig auf die Risiken zu richten. Denn das Mittel hat auch eine beachtliche **Wirkung** zu bieten:

- Während *Griseofulvin* nur pilzhemmend wirkt, wirkt *Lamisil* pilz-tötend.
- Aus diesem und anderen Gründen ist die Einnahmezeit deutlich kürzer als bei Griseofulvin: »In der Regel 3−6 Monate«. Bei Fingernägeln sind z. T. 6 Wochen ausreichend, bei Zehennägeln genügen in der Regel 12 Wochen (bis 6 Monate).

Bei der **Bewertung** muß folgendes betont werden:

- So kurze Zeit nach Einführung eines Mittels kann eine einigermaßen verläßliche Wertung noch nicht erfolgen.
- Die bis jetzt bekannten Nebenwirkungen sind bereits nach so kurzer Zeit aber schon reichlich häufig und schwer.
- Mit zunehmender Zeit wird das volle Ausmaß der Nebenwirkungen erfahrungsgemäß immer größer.
- Mit zunehmender Zeit werden sich die Angaben über die Wirksamkeit erfahrungsgemäß immer mehr relativieren.
- Trotzdem handelt es sich wahrscheinlich um einen gewissen Fortschritt, der für einige Patienten sehr wertvoll sein kann.
- Aber auch dieses Präparat ist weit entfernt von einem risikolosen Idealmittel für alle Fälle!
- Nach Meinung des Autors sind auch hier die Risiken viel zu gravierend, um das Präparat zur alleinigen Therapie von Nagelpilzerkrankungen zu benutzen. Gleichzeitig sollten immer erst bzw. auch die risikolosen Möglichkeiten der äußerlichen Behandlung genutzt werden.
- Insofern ist auch *Lamisil* immer nur ein Baustein im Rahmen mehrerer Behandlungsmaßnahmen – und das auch nur in geeigneten Einzelfällen!

≡ Äußerliche Pilzmittel (Externa)

≡ Salben und Lösungen

Da also bei der Nagelpilzbehandlung *innerliche* Mittel (Tabletten) alleine (noch) nicht den »Stein der Weisen« darstellen, werden es wohl die *äußerlichen* Mittel (Salben, Lösungen) sein? – Die Antwort lautet »Ja« und »Nein« zugleich. Die modernen Externa sind einerseits 100%ig wirksam und zugleich bei Nagelpilz 100%ig unwirksam. Und das ist so zu verstehen:

Bei den allermeisten modernen äußerlich anzuwendenden Pilzmitteln handelt es sich heute um sogenannte »**Breitspektrum-Antimykotika**«. Das sind Pilzmittel, die gegen alle Pilzerreger, die Nagelpilz verursachen können, wirksam sind.

Die positive Folge: Wenn es feststeht, daß es sich wirklich um Nagelpilz handelt, braucht – anders als bei einer geplanten Tablettenbehandlung – bei geplanter äußerlicher Behandlung der Erreger nicht genau identifiziert werden. Breitspektrum-Pilzmittel wirken gegen Dermatophyten, Hefen, Schimmel (DHS), also gegen *alle* möglichen Erreger.

Diese Mittel werden bei Kontakt zuverlässig in die Pilzfäden aufgenommen, blockieren dort den Stoffwechsel, so daß der Pilz absolut sicher abstirbt. Die Wirkung aller dieser Mittel ist **schnell, sicher und stark.**

Die positive Folge: Man braucht heute nicht mehr lange über die Vor- und Nachteile einzelner Mittel nachdenken. Denn alle modernen Präparate sind so gut wie optimal. Und besser als optimal gibt es bekanntlich nicht.

Schließlich gibt es bei diesen »Antibiotika« gegen Pilze – anders als bei Antibiotika gegen Bakterien – praktisch **keine Resistenzbildung.** Es ist also unmöglich, daß Ihr Pilzerreger anfangs gut anspricht, dann aber irgendwie »Tricks« erfindet, um gegen das Medikament resistent zu werden.

Die positive Folge: Man braucht nicht – wie bei Antibiotika – vor der Behandlung im Labor Resistenz-Bestimmungen vornehmen, um das wirksamste Präparat herauszufinden. Heute sind die meisten Präparate die »wirksamsten«. Und: Einmal wirksam bleibt die Wirksamkeit für alle Zeiten unverändert gut.

Die Clotrimazol-Story

Es ist noch gar nicht so lange her, daß uns diese »Wundermittel« zur Verfügung stehen. Der erste Vertreter dieser Präparate war *Canesten,* der (etwa gleichzeitig mit einem Konkurrenten) im Sommer 1967 zum Patent angemeldet wurde. Mit ein paar anderen Vertretern der gleichen Stoffgruppe (Imidazole) eroberte dieses Mittel im Sturm den Markt. Zu recht, weil fast alle früheren Pilzmittel nicht in gleichem Maße die oben genannten Eigenschaften aufwiesen. Mittlerweilen sind die »alten« Mittel (die Nicht-Imidazole) fast völlig vom Markt verschwunden, während immer mehr andere Imidazol-Varianten entwickelt wurden.

Das ziemlich teure *Canesten* wurde u. a. als *das* Mittel des Hautarztes beworben (»Can es ten [denn] was besseres geben?«). Das änderte sich schlagartig, als der Wirkstoff (Clotrimazol) vor wenigen Jahren seinen Patentschutz verlor. Innerhalb weniger Wochen bis Monate erschienen über 10 Präparate, die alle haargenau den gleichen Wirkstoff enthalten. Der einzige Unterschied: Die meisten Vertreter dieser Nachahmerpräparate sind unglaublich preiswert: Eine Tube mit 30 g ist bereits unter DM 6.– erhältlich! Der Hersteller von *Canesten* hat angesichts dieser Konkurrenz das Präparat fallengelassen »wie eine heiße Kartoffel«: Es wird jetzt überwiegend als Laienpräparat im sog. »Apotheken-Handverkauf« feilgeboten. Die Stelle des teuren *Canesten* hat ein neueres Imidazol-Derivat eingenommen (solange, bis dessen Patentschutz ablaufen wird).

Wenn auch die Hersteller der verschiedenen Präparate aus Wettbewerbsgründen unermüdlich und mit allen Mitteln versuchen, besondere kleine Vorteile ihres jeweiligen Mittels herauszustellen, ist es dennoch ziemlich egal, welches dieser Präparate Ihnen Ihr Arzt verschrieben hat.

Die Faustregel für die praktische Anwendung lautet:

Abgesehen von »Feinheiten« im Laborversuch sind alle in Tabelle 2 (S. 46) genannten modernen Breitspektrum-Pilzmittel in der praktischen Anwendung so gut wie gleich gut, d. h. insgesamt sehr gut wirksam.

Nach wie vor gilt dabei das preiswerte Clotrimazol als der sogenannte »Goldstandard« aller Breitspektrum-Antimykotika.

Tab. 2   So heißen moderne Pilzmittel

Wirkstoff	Markenname
Clotrimazol	Canesten, Canifug, Durafungol, Fungicid, Mono-Baycuten, Mycofug, Myco Cordes, Ovis neu, Pedisafe, Stiemazol, Uromycol etc.
Andere Imidazole:	
Miconazol	Daktar, Epimonistat
Econazol	Epipevaryl
Tioconazol	Fungibacid
Bifonazol	Mycospor
Oxiconazol	Myfungar, Oceral
Ketokonazol	Nizoral
Isoconazol	Travogen
Fenticonazol	Lomexin
Andere moderne Breitspektrum-Pilzmittel:	
Ciclopiroxolamin	Batrafen (bes. gutes Eindringvermögen)
Naftifin	Exoderil (zugleich entzündungshemmend)

Dazu gibt es noch »Spezialisten«, die nur gegen Hefen (Nystatin, Amphotericin B, Natamycin) oder nur gegen Dermatophyten (Tolnaftat) wirksam sind; das heißt aber nicht, daß sie stärker oder auf andere Weise besser wären.

Obwohl es sich bei allen modernen äußeren Anti-Pilz-Präparaten also tatsächlich um wahre Wundermittel handelt (zuverlässige und starke Wirkung, gegen alle Pilzarten wirksam, keine Resistenzen), haben sie dennoch *keinerlei Wirkung,* wenn Sie sie zur Behandlung Ihres Nagelpilzes auf die betroffenen Nägel auftragen!

Der Grund liegt auf der Hand oder besser »unter dem Nagel«: Sie müssen sich Ihren Pilznagel nur einmal genauer ansehen. Wie schon bschrieben, ist Ihr Nagelpilzerreger so raffiniert, nur den *unteren* Teil der Nagelplatte (und den oberen Teil des Nagelbettes) zu befallen. Das liegt daran, daß diese Nagelschichten weicher sind, und das erleichtert dem Pilz das Eindringen. Außerdem sind diese Schichten feuchter, und das optimiert die Lebensbedingungen für Pilze, die generell feuchtwarmes Treibhausklima lieben.

Die *Oberfläche* der Nagelplatte eines infizierten Nagels ist dagegen meistens völlig gesund: Unversehrt und glatt wie ein gesunder Nagel. Und da können Sie jahrelang Pilzmittel einreiben. Durch die gesunde oberste Nagelschicht geht kein Wirkstoff durch! Manchmal ist die Nagel-pilzerkrankung nach vielen Jahren so stark, daß der Pilz in seiner Freßgier auch die oberen Nagelschichten zerstört hat. Dann werden durch die Salben zwar die obersten Pilze erreicht und abgetötet, aber auch dann dringen die Salben nie so tief in den verdickten Nagel ein, daß der Nagelpilz auf diese Weise geheilt werden könnte.

Es ist also viel sinnvoller, zu versuchen, die Externa (Salben oder Lösungen) unter dem vorderen freien Nagelrand einzubringen. Theoretisch ist das auch fast immer möglich, weil Pilznägel unten »hohl«, also mit dem Nagelbett nicht mehr fest verwachsen sind. Zumindest könnte man das zerfressene bröcklige Nagelmaterial unter dem Nagel »herauspuhlen«, um so mit Externa an die Pilzerreger unter dem Nagel heranzukommen.

Aber bekanntlich sieht die Praxis meist anders aus als die graue Theorie:

Die Heilung eines Nagelpilzes (nur) durch äußerliche Pilzmittel gelingt leider (so gut wie) nie!

Trotzdem sind die modernen äußerlich anzuwendenden Wirkstoffe *in jedem Fall* von Nagelpilz **absolut unverzichtbar.** Man muß nur Mittel und Wege finden, um mit diesen hochwirksamen Mitteln an die Pilze unter dem Nagel ranzukommen ...

Die »nagelneuen« Nagellacke

Bei der Suche nach einer Lösung dieses Problems lag natürlich erst einmal der Versuch nahe, durch chemische Änderungen an den Mole-külen vorhandener Pilzmittel (oder auch durch Suchen nach ganz neuen Molekülen) zu erreichen, daß diese eben doch das Hornmaterial des Nagels durchdringen. Erst vor kurzem ist das nun tatsächlich gelungen!

Mehr oder weniger gleichzeitig kamen im Herbst 1992 gleich zwei unterschiedliche Nagellack-Präparate auf den Markt, bei denen diese For-derung angeblich erfüllt sein soll.

1. *Nagel Batrafen*
Ab 19. 10. 1992 im Handel
Wirkstoff: Ciclopirox
Preis: Packung mit 3 g DM 39,92, mit 6 g DM 73,21
Aussehen: durchsichtiger Lack, nicht glänzend
Anwendung: 1 × täglich!
Zusätzliche Behandlungsmaßnahmen: Feilen der Nageloberfläche

2. *Loceryl (-Nagellack)*
Ab 1. 11. 1992 im Handel
Wirkstoff: Amorolfin
Preis: Packung mit 5 ml DM 95,70
Aussehen: durchsichtiger Lack, matt
Anwendung: Fingernägel 2 ×, Zehennägel 1 × wöchentlich!
Zusätzliche Behandlungsmaßnahmen:
Feilen der Nageloberfläche, Abwischen mit Nagellackentferner

Beiden Präparaten ist gemeinsam, daß sie unproblematisch und ganz einfach anzuwenden sind. Beide sind – auch bei Männern – kosmetisch voll akzeptabel.

Das Thema »Nebenwirkungen« kann man vergessen: Zwar wird auf den Beipackzetteln erwähnt, daß die den Nagel umgebende Haut eventuell gereizt werden kann – ein echtes Problem ist das aber so gut wie nie! *Die Unterschiede* liegen in der Anwendungshäufigkeit und im Preis (s. o.).

»Nagelmykosen einfach weglacken« – so lautet der Werbeslogan bei einem der Präparate. Nun: Wenn es tatsächlich *so* »einfach« wäre, dann wäre dieses Buch hier zu Ende. Aber Sie sehen ja selbst auf einen Blick: Da kommt noch eine ganze Menge Lesenswertes ...

Es klingt ja wirklich toll: Einfach einen fast unsichtbaren Lack aufpinseln, der dazu noch mit kosmetischem farbigem Nagellack kombinierbar ist. Der Wirkstoff dringt schon nach einigen Anwendungen »vollständig« (!!) in und durch den ganzen Nagel. Schon nach ein paar Tagen ist dieser total imprägniert. Und die Wirkstoffe wirken absolut pilztötend: Also – keinerlei Chance für den Nagelpilzerreger!?

Daß diese Darstellung der Hersteller in dieser Form so doch nicht ganz zutrifft, erkennt man aber auch als Laie schon auf den zweiten Blick (und nicht erst nach einem Jahr einer unter Umständen erfolglosen Behandlung):

– Da liest man nämlich, daß vor jeder Behandlung das erkrankte Material möglichst vollständig entfernt werden muß.
   Und man fragt sich, warum? Dringt der Wirkstoff nun durch den Nagel oder nicht? Wenn ja, warum diese Maßnahme, wo doch die Oberfläche des Nagels absolut identisch aufgebaut ist wie tiefere Partien?

– Weiter liest man z. B. von einer Behandlungszeit von »6–7 Monaten« – und das, obwohl schwere Fälle von vornehereIn ausgeschlossen werden sollen!
Und man fragt sich, warum? Dringt der Wirkstoff nun total ein
und ist er absolut und sofort pilztötend oder nicht? Wenn ja, dann
müßten doch auch 2 oder 4 Wochen völlig ausreichen!
– Und schließlich werden noch diverse Einschränkungen aufgeführt, also viele Fälle von Nagelpilz, wo diese Mittel zugegebener-
maßen von vorneherein aussichtslos sind!

Selbst wenn die Behauptung der totalen Penetration (Durchdrin-
gung) zuträfe, gelten natürlich auch hier die Grundgesetze aller äußerlichen Behandlungsmaßnahmen (siehe auch Seite 77 f.):

Ist nur ein einziger Nagel – und dieser auch nur teilweise – bis
unter den hinteren Nagelwall (»Nageltasche«) befallen, ist eine
Heilung mit Nagellack ausgeschlossen.

Beide Hersteller geben daher ehrlich als Indikation an, daß kein
Nagel mehr als 80% von vorne befallen sein darf.

So sieht aber die Realität aus: Insbesondere bei dem so häufigen
Befall der Zehennägel bei älteren Menschen ist meistens zumindest einer
der befallenen Nägel total betroffen! – Schon aus diesem einzigen Grund
kommt die alleinige Behandlung mit Nagellack nur in einem kleinen Teil
aller Fälle von Nagelpilz in Frage.

Dazu kommt, daß auch die Zahl der befallenen Nägel eine Rolle
spielt: Generell nimmt die Erfolgschance mit der Zahl der befallenen Nägel
ab. Denn eine Infektion vieler Nägel zeigt, daß eine allgemeine Grundstö-
rung zugrunde liegt – und die ist meistens nicht zu beheben.

Dann darf man nicht vergessen, daß beide Präparate nicht gerade
billig sind! – »Der Preis sollte hinsichtlich meiner Gesundheit wirklich keine
große Rolle spielen« – werden Sie mit einem gewissen Recht sagen. Aber
auch da sieht zumindest im »Krankenkassen-Alltag« die Sache anders aus,
wie zumindest nach der Gesundheitsreform jeder weiß.

Hier eine kleine erhellende Rechnung:
Nehmen wir einmal an, in der BRD leiden (nur) 8 Millionen
Menschen an Nagelpilz.
Nehmen wir an, jeder behandelt mit dem Nagellack *Loceryl* für
rund DM 100,– alle 2 Monate. Die einfache Rechnung: 8 Millionen
mal 100,– mal 6 = 4800 Millionen DM. Bei dieser Zahl wird einem
normalen Menschen fast schon schwindlig – und klar, daß unser

Gesundheitssystem zusammenbräche, wenn der Arzt jedem Nagelpilz-Patienten diese Mittel bereitwillig verschreiben würde. Nur damit Sie auch Ihren Arzt verstehen können, wenn er Ihnen den Wunsch nach einem solchen Lack abschlägt: Zumindest seit der Gesundheitsreform ist das Verordnungsvolumen eines jeden Arztes beschränkt. *Bei Überschreitung haftet der Arzt mit seinem eigenen Honorar!* Pro Patient und Quartal darf der Hautarzt z. B. ca. für 60.– bis 70.– DM Medikamente verschreiben. Verordnet er Ihnen nur einmal im Quartal *Loceryl* (und *sonst nichts*), muß er bei einem anderen Patienten dafür schon eine erhebliche Summe einsparen!

Auch in anderen Bereichen des Lebens ist es üblich und richtig, die Erfolgschancen einerseits und den Aufwand andererseits gegeneinander abzuwägen bzw. in Relation zu setzen. Bitte haben Sie Verständnis für Ihren Arzt, wenn er Ihnen zum Beispiel dann preiswertere Mittel auswählt, wenn eine Heilung des Nagelpilzes von vorneherein nicht möglich ist! Die o. g. 4800 Millionen Mark sind doch tatsächlich ein Argument – oder?

Bei den drei Grundvoraussetzungen

1. Beide Präparate sind erst seit wenigen Monaten auf dem Markt
2. Die Behandlungszeit beträgt z. B. sechs Monate
3. Eine Dauerheilung ist erst nach Jahren beurteilbar

wird klar, daß zum jetzigen Zeitpunkt noch keinerlei definitive Aussage über die tatsächliche Wirksamkeit dieser neuen Nagellacke gemacht werden kann.

Der Autor hat mit beiden Mitteln ca. 50 Patienten über sechs Monate behandelt. Die Resultate sind eher enttäuschend und entsprechen bei weitem nicht den Angaben der Hersteller bezüglich der zu erwartenden Heilungsquoten!

Insbesondere zeichnet sich immer deutlicher ab, daß der Spruch »Nagelpilz einfach weglacken ...« eben einfach nur ein Spruch ist. Die – nur sehr begrenzten – Erfolgsaussichten mit den neuen Nagellacken nehmen in dem Maße zu, in dem man zusätzlich pilzbefallenes Nagelmaterial mechanisch entfernt.

Bewertung:
– Bei realistischer Betrachtungsweise sind damit die neuen Nagellacke nichts anderes als Varianten der übrigen äußerlichen Mittel, wobei einem Vorteil (dem besseren Eindringen) ein Nachteil (der viel höhere Preis) gegenübersteht. Die Abwägung von Vorteil

gegen Nachteil ist in jedem individuellen Fall auch individuell unterschiedlich vorzunehmen, wobei vielerlei Gründe für oder gegen die Verordnung oder den Kauf auf eigene Rechnung sprechen können.

- Einen definitiven Durchbruch bei dem Problem Nagelpilz stellen die Lacke nach Meinung des Autors auf jeden Fall nicht dar, wohl aber einen erheblichen Fortschritt, der in geeigneten Fällen auch genutzt werden sollte.

- Auf keinen Fall machen die neuen Lacke alle übrigen Behandlungsmaßnahmen überflüssig! Im Gegenteil: Sowohl die Tablettenbehandlung als auch die Methoden der mechanischen Nagelentfernung erhalten im Zusammenhang mit diesen Lacken eine z. T. ganz neue Bedeutung. Und umgekehrt gilt: Nur im Zusammenspiel mit allen anderen Behandlungsmöglichkeiten liegt die tatsächliche Bedeutung der neuen Lackpräparate.

≡ . Das Ziehen der Nägel

Der schnellste und erfolgreichste Weg, um mit den hochwirksamen Pilzmitteln in jedem Fall an die Pilze im Nagelbett heranzukommen, ist das Ziehen (Extraktion) der befallenen Nägel. Schnell und erfolgreich – das sind die Vorteile.

Aber diesen Vorteilen stehen auch ganz erhebliche **Nachteile** gegenüber:

- die Schmerzen (Spritzen, Wundschmerz)
- die Wunden (Infektionsgefahr, Arbeitsunfähigkeit etc.)
- die Komplikationen (Nagelwallentzündung, Nagelwachstumsstörungen etc.)

≡ Der technische Ablauf

Falls irgend möglich, zieht man natürlich eine örtliche Betäubung vor. Denn eine Vollnarkose stellt eine beträchtliche Belastung des Organismus dar und ist immer mit einem gewissen Risiko verbunden. Dazu kommt die stundenlange Aufwach- und Überwachungsphase, die oft nur stationär realisierbar ist. Sind nur 1, 2 oder 3 Nägel betroffen, wird daher auch jeder Arzt das Risiko der Vollnarkose schlichtweg ablehnen. Anders sieht es natürlich aus, wenn alle 20 Nägel befallen sind. Viele Patienten haben sich aber auch schon 10 oder 20 Nägel – ggf. in mehreren Sitzungen – in örtlicher Betäubung abziehen lassen.

Für das Ziehen eines Nagels sind jeweils immer 2 Spritzen notwendig, und zwar rechts und links seitlich in den Finger. Es wird also nicht etwa direkt der Nagelwall betäubt, sondern die beiden Nerven, die den Finger und den Nagel sensibel versorgen (= Leitungsanästhesie nach Oberst). Es wird dann der ganze Finger taub, und Sie werden – vorausgesetzt, die Betäubung sitzt richtig – von dem Abziehen des Nagels nichts mehr merken.

Wenn die Wirkung der Spritze nachläßt, verspürt man natürlich einen Wundschmerz, der ggf. mit einfachen Schmerzmitteln bekämpft werden kann. Normalerweise versorgt der Arzt (z.B. Chirurg), der den Eingriff vorgenommen hat, eine Woche lang das freiliegende Nagelbett mit Wundverbänden. Ebenso beträgt die übliche Zeit der Arbeitsunfähigkeit ca. eine Woche.

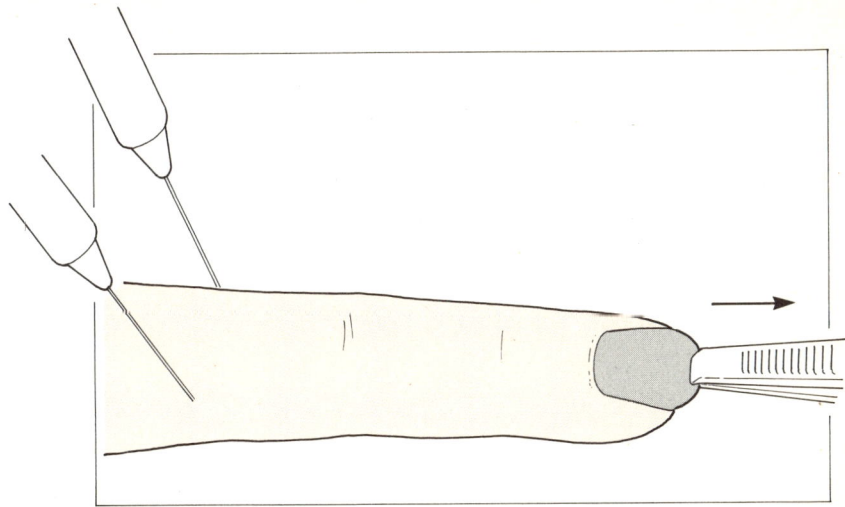

Abb. 13   Vor dem Ziehen des Nagels wird der Finger mit zwei Spritzen betäubt.

Entscheidend: die Nachbehandlung

Damit ist die Angelegenheit aber nicht etwa erledigt, sondern sie fängt damit eigentlich erst an! Denn das müssen Sie unter allen Umständen verstanden haben:

Das Ziehen eines Pilz-Nagels stellt keinesfalls eine Behandlung dar. Es ist statt dessen nichts anderes als eine Vorbereitung für die dann notwendige Behandlung!

Leider kommt es immer wieder vor, daß sich ein Patient mit Nagelpilz die betroffenen Nägel ziehen läßt und die Sache damit als erledigt betrachtet. Der pilzbefallene Nagel ist ja deutlich sichtbar beseitigt und das Problem damit scheinbar gelöst. Aber weit gefehlt: Wer nach dem Ziehen nichts weiter tut, dessen Nagel wächst totsicher wieder pilzbefallen nach! Das liegt daran, daß nicht nur die Unterseite der Nagelplatte von den Pilzen befallen ist, sondern auch das Nagelbett. Durch das Ziehen wird also nur die Hälfte der Erreger beseitigt, die andere Hälfte verbleibt im jetzt freiliegenden Nagelbett und befällt sofort wieder den nachwachsenden Nagel.

Also: Etwa eine Woche nach dem Ziehen müssen Sie damit beginnen, zweimal täglich, also morgens und abends, eine der im vorigen Kapitel genannten Pilzsalben auf das jetzt freiliegende Nagelbett aufzutragen. Nicht dick (sondern ganz dünn), dafür aber regelmäßig Tag für Tag, bis der Nagel vollständig nachgewachsen ist. Wenn man zu Nagelpilz neigt, auch noch danach ab und zu! Dann vielleicht besser mit einer Tinktur oder Lösung, die man unter den freien Nagelrand (also zwischen Nagel und Finger- bzw. Zehenkuppe) tropft.

Sie müssen es so sehen: Freuen Sie sich jeden Tag nach einer Nagelextraktion darüber, daß Sie nun absolut freien Zugang zu Ihrem Feind, dem Pilz, haben, der im Nagelbett seinem Parasitenleben frönt. Freuen Sie sich jeden Tag zweimal über die Gelegenheit, diesem Pilz »eine aufs Haupt« geben zu können. Ist der Nagel erst mal nachgewachsen, ist die Möglichkeit, an den Erreger zu gelangen, wieder vorbei!

(Über die durchaus sinnvolle Zusatzbehandlung mit Tabletten nach dem Ziehen siehe Seite 89 f.)

Das Einreiben der Salbe geht von Tag zu Tag immer besser, weil die Empfindlichkeit der freiliegenden Nagelbetten schneller nachläßt, als man denkt. Bald können Sie die Salben – z. B. abends, wenn Sie vor dem Fernseher sitzen und jede Menge Zeit haben – so richtig intensiv einmassieren!

Da Pilzerreger das feuchtwarme Treibhausklima lieben, ist es besser, keine Pflaster zu tragen (denn unter jedem Verband herrscht feuchtwarmes Klima). Auch der Heilungsverlauf der Wunden ist besser und schneller, wenn Luft an die Nagelbetten gelangt. Die Wunden werden dann insbesondere schneller trocken. Also nur so lange Pflaster, wie das wegen der Schmerzhaftigkeit und Überempfindlichkeit unbedingt notwendig ist.

Komplikationen

Das Ziehen eines Nagels ist unbestreitbar eine relativ »brutale« Angelegenheit. Auch wenn der Arzt noch so gekonnt und vorsichtig vorgeht, besteht die Gefahr einer dauerhaften Beschädigung des den ganzen Nagel umgebenden Gewebes. Jede Partie dieser Umgebung kann Schaden nehmen:

Die Nagel»wurzel« Das nagelbildende Keimgewebe ist sehr empfindlich, und eine Art Narbenbildung nach dem Ziehen kann zu dauerhaften Nagelwachstumsstörungen führen. So wie eine defekte Maschine

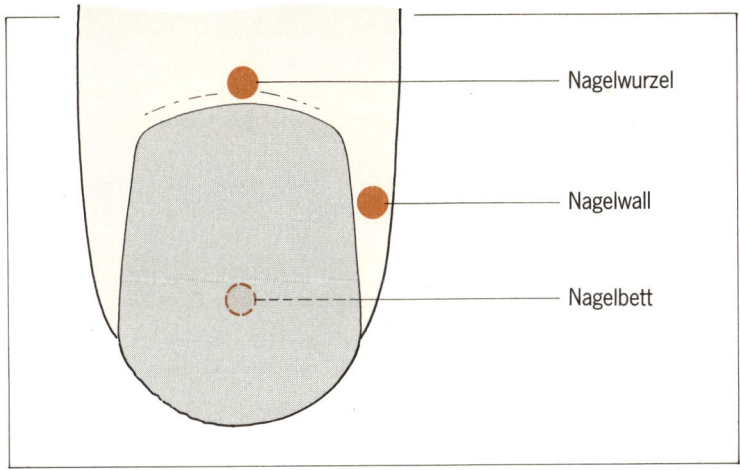

Nagelwurzel

Nagelwall

Nagelbett

Abb. 14   Mögliche Komplikationen nach dem Ziehen des Nagels.

kein optimales Werkstück produzieren kann, so kann auch ein kranker Nagelproduzent logischerweise keinen gesunden Nagel bilden.

Das Nagelbett Die oberste Hautschicht des Nagelbettes ist für die enge Verbindung mit der Nagelplatte zuständig. Ist das Nagelbett vernarbt, wird diese Verbindung locker oder es bleibt dauerhaft ein Hohlraum zwischen Nagelbett und Nagel (der Nagel ist »hohl«).

Der Chirurg steht beim Ziehen des Nagels immer im Widerstreit zwischen zwei Möglichkeiten:

– schwaches Abkratzen der Pilze vom Nagelbett: Rückfall-Gefahr
– starkes Abkratzen der Pilze vom Nagelbett: Narben-Gefahr.

Es ist oft sehr schwer, den richtigen Mittelweg zu finden, zumal jeder Fall anders gelagert ist.

Der seitliche Nagelwall Hier handelt es sich um eine Stelle, die schon beim Gesunden zur Bildung von »wildem Fleisch« und zur Infektion neigt, man nennt diese Krankheit »eingewachsener Nagel« (Unguis incarnatus). Insbesondere an den Großzehennägeln ist diese Komplikation nach dem Ziehen der Nägel relativ häufig. Und das ist sehr unerfreulich, weil das Problem meistens nur durch eine weitere Operation, die sog. »Plastik nach Emmet« zu beseitigen ist. Dabei ist das Ergebnis letztendlich kosmetisch nie zufriedenstellend, da der Nagel dabei um ein Fünftel verschmälert werden muß.

Abschließende Bewertung des Nagelziehens:
Während es früher bei vielen Ärzten hoch im Kurs stand, kommt man von dieser Methode mehr und mehr ab, und es gibt heute Fachleute, die das Ziehen sogar schon als »Kunstfehler« betrachten, weil

– das Ziehen der Nägel keinesfalls eine dauerhafte Heilung garantiert, insbesondere dann nicht, wenn der Nagel bis unter den hinteren Nagelwall befallen war.

– Die Anzahl und Bedeutung der obengenannten Komplikationen immer deutlicher zutage treten.

– Alternativen der sanften und unblutigen Nagelentfernung zur Verfügung stehen und in letzter Zeit wesentlich verbessert wurden.

Und damit sind wir ganz zwanglos beim Thema der beiden nächsten Kapitel.

≡ Die sogenannte »Nageltoilette«

Gesunde Nägel sind fest mit dem Nagelbett verbunden, was sich in Form der »Durchsichtigkeit« gesunder Nägel manifestiert. Daher wäre es unmöglich, auch nur 1 Millimeter gesunden Nagels (hinter dem freien Nagelrand) unblutig zu entfernen. Das merkt man zum Beispiel dann, wenn man mit einem Nagel irgendwo hängenbleibt: Das tut sehr weh und führt oft zu Blutungen unter dem Nagel.

Ganz anders bei pilzbefallenen Nagelpartien: Hier wird ja die untere Schicht der Nagelplatte zerstört, die sonst für den Zusammenhalt mit dem Nagelbett verantwortlich ist. Daraus resultiert eine für die Behandlung eines Nagelpilzes enorm wichtige Tatsache:

Pilzbefallene Nagelpartien sind unterhöhlt, also nicht mit dem Nagelbett verwachsen.

Deshalb kann man – wenn man entsprechend geschickt vorgeht und geeignetes Werkzeug benutzt – das krümelige Material unter pilzbefallenen Nägeln schmerzlos hervorkratzen und die unterhöhlten Nagelplattenteile theoretisch schmerzlos abschneiden. Daraus läßt sich zwanglos schließen:

Pilzbefallene Nagelpartien können im Prinzip grundsätzlich unblutig entfernt werden!

Wenngleich also alle heute existierenden äußerlichen Pilzmittel nicht in die Nagelplattensubstanz eindringen oder diese gar durchdringen können, um an die Pilzerreger zu gelangen, so ist es doch umgekehrt möglich, alle pilzbefallenen Nagelpartien unblutig bzw. schmerzlos zu entfernen, um auf diesem Weg an – im Idealfall alle – Pilzerreger heranzukommen und diese abzutöten.

Das hört sich theoretisch sehr gut an. In der Praxis aber funktioniert das nur, wenn der Betroffene

- über einige Geschicklichkeit verfügt,
- enorm viel Arbeit und Fleiß investiert,
- fast übermenschliche Geduld aufbringt,
- und nicht durch irgendwelche Gebrechen (schlechte Augen, steifer Rücken etc.) behindert wird.

Das technische Vorgehen

In praktischer Hinsicht geht man am besten immer mit folgenden drei Arbeitsgängen vor:

1. Unterhöhlen: Man nimmt ein schmales spitzes Instrument und kratzt alles krümelige, lockere Material unter dem befallenen Nagel hervor.

2. Abschneiden: Nun ist der Nagel so unterhöhlt, daß man mit dem einen Blatt einer feinen Schere unter den Nagel gelangt und die hohlen Nagelpartien so weitgehend wie möglich abschneidet.

3. Nachfeilen: Da das Abschneiden in der Regel nicht ganz bis zur gesunden Grenze gelingt, muß man nun noch versuchen, die letzten Reste mit scharfen Feilen möglichst komplett abzuschleifen.

Erste Voraussetzung für eine gute »Nageltoilette« ist, daß Sie für eine strahlend **helle Lichtquelle** sorgen. Nur bei hellster Beleuchtung kann man die Feinheiten sehen, auf die es bei der Nageltoilette ankommt.

Das wichtigste Instrument für die »Nageltoilette« ist eine sogenannte **Nagelhautschere.** Also wohlgemerkt: keine *Nagel*-Schere, sondern eine *Nagelhaut*-Schere; das ist eine ganz feine und spitze Schere, die normalerweise – der Name sagt es ja – nur zum Abschneiden der Nagelhaut (was man eigentlich nicht tun sollte) dient. Für 25,– bis 40,– DM können Sie sie in jedem Fachgeschäft kaufen.

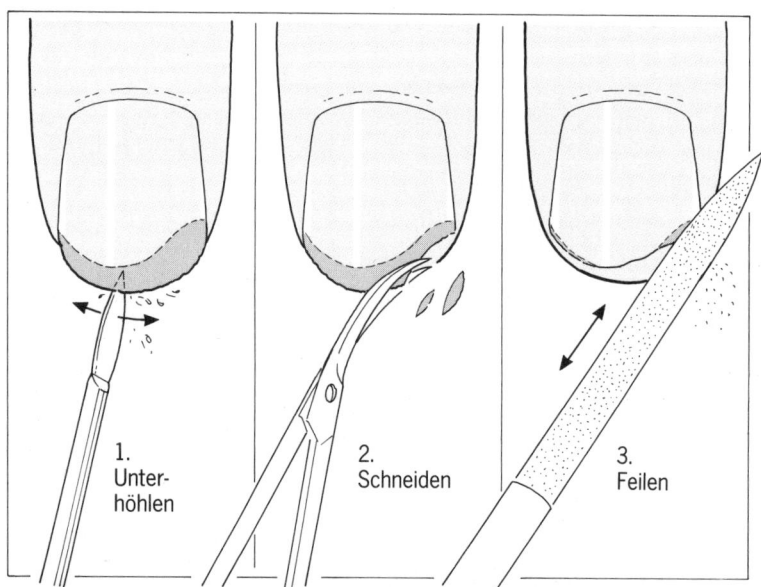

Abb. 15   Die Nageltoilette.

Zum Unterhöhlen nimmt man entweder einen Nagelhautschieber oder eine schmale Nagelfeile oder das gebogene Nagelhautscherchen in geschlossenem Zustand!

Zum Abschneiden der unterhöhlten Nagelplatte ist an den Fingernägeln meist nur das extra schmale Nagelhautscherchen geeignet, an verdickten Zehennägeln evtl. kräftigere Scheren oder eine Nagelzange.

Zum Feilen bieten sich entweder **Diamantfeilen** oder **Sandblattfeilen** an. Beide haben ihre Vorteile: Die Diamantfeilen sind besonders scharf und effektiv, die Sandblattfeilen dafür besonders hygienisch, da man sie nach einmaligem Gebrauch wegwirft, so daß damit ein Verschleppen der Pilze bzw. Neuinfektion verhindert wird. Bei Verwendung von Metallfeilen sollten diese nach Gebrauch mit einem Desinfektionsmittel oder flüssigen Pilzmittel (Clotrimazol-Lösung) pilzfrei gemacht werden.

Beispiele für gute und weniger gute Nageltoilette finden Sie auf Farbtafel VI.

Jeder Leser wird sich an dieser Stelle ganz von selbst die Frage stellen, ob man sich nicht die Arbeit durch die diversen im Handel befindlichen **Schleifmaschinen** ganz erheblich erleichtern kann.

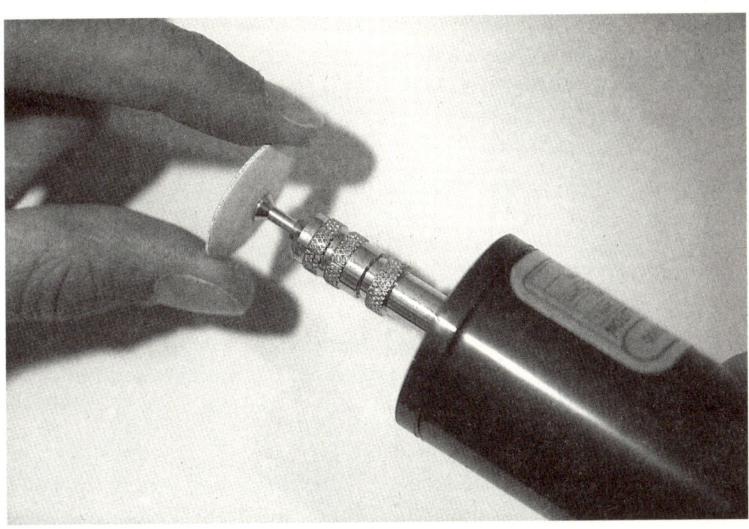

Abb. 16   Schleifmaschinen sind für die Nageltoilette nur bedingt sinnvoll.

Unsere Antwort: Die Einsatzmöglichkeiten solcher Hilfsmittel sind viel geringer, als man auf den ersten Blick glaubt. In der Regel sind sie nicht dazu geeignet, die beschriebenen Arbeitsschritte 1, 2, 3 quasi durch einen Arbeitsgang mit der Maschine zu ersetzen. Die Arbeitsgänge 1 und 2 sollten immer, wie oben beschrieben, besonders mit der Nagelhautschere vorgenommen werden, und das maschinelle Schleifen ist lediglich für den 3. Arbeitsschritt in Betracht zu ziehen!

Darüber hinausgehend kann eine pauschale bzw. allgemeingültige Aussage zum Thema »Schleifmaschinen« deswegen nicht gemacht werden, weil es sehr viele und unterschiedlichste Geräte gibt, die auch ganz unterschiedliche Eigenschaften haben: Die Möglichkeiten reichen von Hobbyschleifmaschinen für Bastler (ungefähre Preislage 80,– DM) über Manikürgeräte für Laien (ca. 200,– bis 400,– DM) zu den Profischleifgeräten von Fußpflegern (ca. 2000,– DM) bis hin zu der (noch viel teureren) Schumann-Fräse, wie sie in Hautkliniken benutzt wird.

Grundsätzliche Probleme sind:
– Die Hitzeentwicklung, die immer nur kurze Anwendung zuläßt; bei teuren Geräten besteht die Möglichkeit, die Drehzahl (und damit die Wärmebildung) zu regulieren.
– Die Verletzungsgefahr bei zu starken Geräten und ungeschickter Handhabung.

- Der hohe Anschaffungspreis bei wirklich guten, professionellen Geräten (wie sie z. B. Fußpfleger benutzen).
- Die Produktion von hochinfektiösem pilzhaltigem Schleifstaub.

»Nageltoilette« durch Fußpfleger(in)?

Diese Frage ist deshalb nicht mit einem klaren Ja oder Nein zu beantworten, weil es so viele verschiedene Arten von Nagelpilzerkrankungen gibt – und auch verschiedene »Arten« von Fußpflegern: hauptberufliche und gut ausgebildete einerseits wie auch nebenberufliche »Feierabend-Fußpfleger« andererseits. Besonders unter letzteren gibt es solche, die (leider) die Behandlung von Pilznägeln ablehnen, z. B. auch wegen des infektiösen Schleifstaubes.

Insbesondere bei dem häufigen Befall der Zehennägel älterer Menschen ist der Fußpfleger natürlich der ideale dritte Partner im Arbeitsbündnis »Arzt – Patient – Fußpfleger«. Das setzt aber einen gemeinsamen Nenner im Behandlungskonzept voraus, der z. B. durch ein Gespräch zwischen Arzt und Fußpfleger geschaffen werden könnte – oder den z. B. auch dieses Buch darstellen könnte! Dabei sieht der Autor allerdings die Aufgabe des Fußpflegers nicht in der generellen und totalen Übernahme der »Nageltoilette«. Denn diese muß in den meisten Fällen so häufig und langfristig durchgeführt werden (z. B. 2- bis 3mal wöchentlich über viele Monate), daß ein Normalbürger durch die dabei entstehenden Fußpflegerkosten überfordert sein dürfte. In einem ausgewogenen Gesamtkonzept kämen dem Fußpfleger z. B. folgende wichtige Aufgaben zu:

- Einweisung in die Technik der Nageltoilette etc. bei Behandlungsbeginn.
- Durchführung der anfänglichen Grobarbeit mit der Schleifmaschine.
- Evtl. gelegentliche Feinarbeiten, die der Patient selbst nicht schafft.
- Ansprechpartner bei auftauchenden Fragen und Problemen, vor allem technischer Art.
- Und besonders: Jede Behandlung beim Fußpfleger sollte zugleich mit einem neuen »Motivationsschub« verbunden sein.

Bei der Vielzahl unterschiedlicher Fälle kann es eine schematische Fußpfleger-Behandlung natürlich nicht geben: So könnte es Patienten geben,
- die nach Durchführung der praktischen Erstbehandlung, inklusive theoretischer Einweisung, weitgehend selbst gut zurechtkommen;

- die die Occlusiv-Verbände (z. B. mit dem Mycospor-Nagelset, s. S. 67 ff.) selbst anlegen und z. B. alle zwei Wochen vom Fußpfleger eine gründliche Nageltoilette vornehmen lassen;
- die selbst gar nicht an ihre Zehennägel gelangen und daher lediglich das notwendige Kurzhalten der Nägel monatlich dem Fußpfleger überlassen und ansonsten – natürlich mit entsprechender Lokaltherapie – mit dem Pilz in friedlicher Koexistenz (s. S. 92 ff.) zusammenleben.

Vom Fußpfleger wäre dabei zu erwarten, daß er
- ein hochwertiges Schleifgerät besitzt,
- eine gute Ausbildung,
- Kenntnisse über den Umgang mit Infektionskrankheiten (insbesondere mit dem entstehenden infektiösen Schleifstaub) hat, und schön wäre es, wenn er dieses Buch gelesen hätte!

Begleitende Lokalbehandlung

Natürlich kann mit der Nageltoilette *alleine* (ebenso wenig wie mit dem Ziehen der Nägel alleine) noch keine Heilung erreicht werden. Der Sinn des Verfahrens ist ja nur, den Weg frei zu machen, um mit äußerlichen Mitteln an die Pilzerreger im Nagelbett heranzukommen. Also:

Nach jeder Nageltoilette und überhaupt zweimal täglich (also morgens und abends) eines der äußerlichen Pilzmittel auftragen!

Von den zur Verfügung stehenden Möglichkeiten – Creme/Salbe, Lösung/Tinktur bzw. Nagellack – hat jede ihre Vor- und Nachteile:

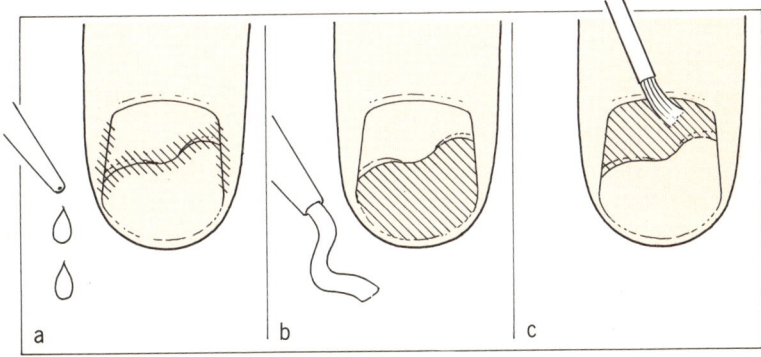

Abb. 17   Flüssige Pilzmittel (a), Salben (b) und Nagellacke (c) bieten unterschiedliche Vorteile bei der örtlichen Behandlung.

- Der Vorteil eines flüssigen Pilzmittels: Es verteilt sich besser und fließt selbständig in kleine Nischen wie unter den freien Nagelrand und unter den seitlichen Nagelwall.
- Der Vorteil von Salben: Fetthaltige Präparate können intensiver in das pilzbefallene Nagelbett einmassiert werden.
- Der Vorteil von Nagellack: Die Wirkstoffe durchdringen auch die Nagelreste.

Vielleicht benutzen Sie beides: Dann kaufen Sie sich eine der beiden Zubereitungen für ca. DM 6,– (von dem Betrag können Sie gedanklich auch noch die Rezeptgebühr abziehen) in der Apotheke selbst, damit der Arzt nicht wegen sogenannter »unwirtschaftlicher Doppelverordnung« Schwierigkeiten mit der Krankenkasse bekommt.

Nur die komplette Nageltoilette ist erfolgversprechend

Es ist logisch und wird jedem einleuchten: Eine Heilung des Nagelpilzes ist nur dann zu erhoffen, wenn es gelingt, die Pilzerreger zu 100% zu beseitigen. Bleibt nur ein einziger mikroskopisch kleiner Pilzfaden übrig, so vermehrt sich dieser nach der Prozedur wieder – und alle Ihre Mühe war umsonst. Daher sind die Behandlungsaussichten schlecht, wenn bei der Nageltoilette dauerhaft ein Saum pilzbefallenen Materials stehen bleibt, der den Pilzen als Schlupfwinkel dient, in dem diese in aller Ruhe abwarten, bis Sie irgendwann mit Ihren Bemühungen aufhören.

Es ist wie mit der Schwangerschaft: »Ein bißchen schwanger« geht nicht. Hier gilt: Ein bißchen Nageltoilette bringt nichts. Entweder komplett oder gar nicht. 95% bedeutet hier nicht »so gut wie 100%«, sondern »so gut wie 0%«!

Das ist der Grund, weshalb auch diese Methode nicht für alle Fälle ideal ist. Manche Menschen haben – bei allem Fleiß und gutem Willen – nicht das handwerkliche Geschick, derart feine Detailarbeit erfolgreich durchzuführen. In anderen Fällen sind die Pilze derart ungünstig in den Nagel gewachsen, daß eine hundertprozentige Beseitigung der pilzbefallenen Partien beim besten Willen und größten Geschick nicht möglich ist. (In diesen Fällen muß eben eine andere Behandlungsmethode wie z. B. das Ziehen des Nagels erwogen werden.)

In den weitaus meisten Fällen liegt der Grund für Mißerfolge in der Praxis aber darin, daß der Betroffene nach einiger Zeit die Lust verliert und somit »auf halbem Wege aufgibt«.

Nageltoilette und die neuen Nagellacke

Da die Wirkstoffe der neuen Nagellacke durch die Nagelplatte und in das Nagelbett eindringen, ist dabei die Nageltoilette etwas anders einzustufen:

- **Einerseits** geben selbst die Hersteller an, daß trotz der behaupteten totalen Penetration eine möglichst weitgehende mechanische Entfernung der erkrankten Nagelpartien unbedingt notwendig ist.
- **Andererseits** kann die Nageltoilette aber weniger komplett sein als bei der Anwendung von Salbe oder Tinktur, da die Wirkstoffe eventuelle Reste durchdringen.

Bei der noch sehr kurzen Erfahrungszeit mit diesen neuen Mitteln kann noch nichts genaueres über das Verhältnis zwischen Grad der Nageltoilette, Penetration und Heilungschancen ausgesagt werden.

Auf jeden Fall aber gilt:
- Wenn eine komplette Nageltoilette nicht möglich ist, bieten die neuen (teuren) Nagellacke viel bessere Erfolgschancen als Salben oder Tinkturen.
- Auch bei Anwendung der Nagellacke sollte die Nageltoilette so vollständig wie irgend möglich durchgeführt werden!

Wie oft, wie lange?

Die Frage, wie oft die Nageltoilette durchgeführt werden muß und über welchen Zeitraum, kann nicht generell beantwortet werden. Denn jeder Erkrankungsfall ist anders, und jeder Betroffene legt bei der Nageltoilette eine unterschiedliche Geschicklichkeit an den Tag. In manchen Fällen müßte die Nageltoilette täglich vorgenommen werden, in anderen Fällen reicht zweimal wöchentlich aus.

Für alle Fälle gemeinsam können die Antworten aber verbindlich so formuliert werden.

- **Wie oft** Nageltoilette?
  So oft, daß die pilzbefallenen Nagelpartien immer **komplett** entfernt sind!
- **Wie lange** Nageltoilette?
  So lange, bis der betroffene Nagel **völlig** gesund herausgewachsen ist.

Obwohl es natürlich nicht die Absicht dieses Buches sein kann, Ihnen von vornherein allen Mut oder »den Wind aus den Segeln« zu nehmen, muß man trotzdem realistisch an die Dinge herangehen: Auch nach einer noch so radikalen einmaligen Nageltoilette inklusive anschließender Pilzbehandlung wächst der Nagel immer wieder pilzbefallen nach. Es dauert selten Wochen, meistens Monate und manchmal über ein Jahr lang, bis der Pilz endlich »aufgibt« und der Nagel pilzfrei nachwächst. Wer sich diesbezüglich Illusionen macht, ist von vorneherein zum Scheitern verurteilt.

Wer mit der Methode der Nageltoilette alleine (natürlich in Kombination mit der Anwendung äußerer Pilzmittel) den Nagelpilz heilen will, muß eine langfristige komplette Beseitigung der befallenen Nagelpartien erreichen.

Wer sich für eine Tablettenbehandlung entscheidet, wird die Nageltoilette immer als Unterstützung der Therapie mit anwenden. Je mehr bzw. besser die Nageltoilette durchgeführt wird, um so eher kann die Dauer der Tablettenbehandlung evtl. begrenzt werden!

Schließlich ist »Nageltoilette« immer und ausnahmslos ein Bestandteil der unblutigen Nagelauflösung mit erweichenden Salben – wie sie im folgenden Kapitel beschrieben wird...

Zusammenfassung der »Nageltoilette«
1. Es gibt ausnahmslos für jeden Fall ein wirksames äußerliches Mittel gegen die Erreger von Nagelpilz!
   Diese Mittel können aber logischerweise nur dann wirklich wirken, wenn sie auch an die Pilze herankommen!
   Die Pilze sitzen aber grundsätzlich im unteren Anteil der Nagelplatte und im Nagelbett (nicht im oberen Nagelanteil oder gar auf dem Nagel)!
   Folglich müssen befallene Nagelpartien (diese sind getrübt und dadurch vom klaren gesunden Nagel immer leicht zu unterscheiden) *vollständig (!!)* entfernt werden.
2. Die Entfernung befallener Nagelpartien ist grundsätzlich *immer* möglich, da diese »hohl« (also am Nagelbett nicht angewachsen) sind.
   Das Entfernen erfolgt technisch in 3 Arbeitsgängen:
   Unterhöhlen – Abschneiden – Nachfeilen.
   Die besten Instrumente dazu: Die Spitze eines feinen geschlossenen Nagelhautscherchens, eine normale Nagelschere und Sandblattfeilen.

Dann wird das Pilzmittel morgens und abends auf das freiliegende Nagelbett aufgetragen.

Da die Nägel noch monatelang mit Pilzbefall nachwachsen, muß dreimal wöchentlich radikal nachgefeilt werden. Es dürfen nie getrübte Nagelpartien sichtbar sein.

Wenn die Nägel schließlich gesund nachwachsen, sind sie klar und durchsichtig – ein Feilen und Schneiden ist dann gar nicht mehr möglich, weil gesunde Nagelpartien wieder mit dem Nagelbett verwachsen sind.

3. Die beschriebene Behandlung setzt voraus, daß man monatelang jeden 2.–3. Tag eine halbe Stunde erübrigt, um die »Nageltoilette« (Unterhöhlen, Schneiden, Feilen) durchzuführen.

    Mit der anfänglichen vollständigen Beseitigung der befallenen Nagelpartien ist es nicht getan; entscheidend ist es, den erreichten Zustand durch ständiges Nachfeilen monatelang zu erhalten.

    Machen Sie sich klar, daß die beschriebene Behandlung etwa ½ bis 1 Jahr dauert, wenn die Nägel ca. zur Hälfte befallen sind.

    Beginnen Sie die Behandlung nur, wenn Sie zu diesem »Aufwand« wirklich bereit sind; eine abgebrochene Behandlung ist so gut wie keine Behandlung.

Die modernen Methoden der unblutigen Nagelablösung

Weil die »Nageltoilette« – d. h. die mechanische Entfernung pilzbefallener Nagelpartien ohne jede vorherige Einwirkung von Chemikalien – so mühsam, schwierig und oft erfolglos ist, haben Hautärzte schon immer darüber nachgedacht, wie man diese Prozedur erleichtern könnte. Man suchte also nach Mitteln, die in der Lage waren, die Hornsubstanz des Nagels zu erweichen.

Das Problem dabei: Natürlich gibt es viele chemische Stoffe, die das können, zum Beispiel vermutlich konzentrierte Salzsäure. Aber diese würde natürlich auch den ganzen Zeh mit »wegbrennen« oder auflösen und das ist ja nicht der Sinn der Sache.

Das große Ziel war also, einen Stoff zu finden, der die befallenen Nägel auflöst und gleichzeitig die Haut rund um die Nägel nicht angreift. Ein im Prinzip riesengroßes Problem: Sind doch Nagelsubstanz und oberste Hautschicht ziemlich gleichartig aufgebaut, nämlich aus toten Hornzellen. (Das gleiche Problem bestand bei der Erfindung der Dauerwellenflüssigkeiten: Es mußte ein Mittel gefunden werden, das die Haare erweicht, ohne die gleichartig gebaute oberste Hautschicht mit zu erweichen.)

Noch idealer wäre es natürlich, wenn der nagelerweichende Stoff nur pilzbefallene Nagelpartien angreifen würde und gesunde Nagelanteile dagegen nicht. Bei dieser Suche nach einem solchen »Wunderstoff« stieß man zuerst auf Kaliumjodid, das – als Salbe nach Arawinsky – schon vor Jahrzehnten zur Nagelerweichung angewandt wurde. Zum Teil mit Erfolg, zum Teil störte aber doch die Tatsache, daß die Selektivität der erweichenden Wirkung auf den Nagel nur teilweise gegeben war. Deshalb mußte man bei der Anwendung dieser Salbe die umgebende gesunde Haut mit Zinkpaste abdecken, um das Kaliumjodid vom Nagelwall fernzuhalten. Man kann sich leicht vorstellen, daß das aber nicht immer optimal funktionierte, weil sich Salbe und Paste zum Teil vermischten und verwischten.

Bald fand man, daß hochprozentige Harnstoffsalben *besser wirkten* und zugleich *weniger* gesunde Nagelpartien und die Haut *angriffen*. Aber auch hier gab es entscheidende Probleme: Der Harnstoff war in Salbengrundlagen nicht stabil, und die Mixturen wurden schnell unwirksam. Durch relativ langwieriges Experimentieren stehen heute Fertigpräparate zur Verfügung, in denen der hochprozentige Harnstoff über Jahre stabil ist.

So »wunderbar« die Entwicklung solcher Präparate theoretisch auch ist, so hält sich das »Wunder« in praktischer Hinsicht doch in Grenzen. Denn die Anwendung ist immerhin mit sehr viel Mühe verbunden; sie erfordert auch einiges Geschick und viel Geduld.

Die Mühe besteht darin, daß solche nagelerweichenden Salben nur funktionieren, wenn man sie

– unter relativ luftundurchlässigen Verbänden anwendet und
– nach Erweichung der befallenen Nagelpartien eine sorgfältige Nageltoilette betreibt.

Nach dem Erweichen bzw. zwischen den einzelnen Erweichungsphasen müssen natürlich auch pilztötende äußerliche Mittel angewandt werden. Daher stellt die Behandlung mit nagelerweichenden Salben immer und ausnahmslos die Kombination von drei Methoden dar:

1. Nagelerweichende Salben
2. »Nageltoilette«
3. Äußerliche Pilzmittel

═══ Das praktische Vorgehen

In praktischer Hinsicht sollte man – je nach dem Material, das man für den relativ luftdichten Verband (Occlusiv-Verband) verwendet – drei Methoden unterscheiden:

Methode 1: Fingerkuppen-Pflaster
Methode 2: Plastik-Folienverbände
Methode 3: Fingerling-Verband

Natürlich ist die Anwendung von **Pflastern** am einfachsten. Aber relativ viele Menschen haben eine Pflasterallergie und vertragen eben die üblichen braunen Pflaster nicht. Wenn das der Fall ist, darf man die Allergie nicht einfach ignorieren (und das allergische Kontaktekzem »tapfer« ertragen), weil sonst der Sensibilisierungsgrad immer mehr zunimmt! Das sonst bei Pflasterallergien übliche Ausweichen auf »helle« Pflaster funktioniert hier nicht, weil die hautfreundlichen Pflaster luftdurchlässig sind und damit nicht das notwendige Occlusivmilieu schaffen. Außerdem ist der luftdichte Abschluß durch Pflaster in der Regel nicht so komplett wie der durch Folienverbände oder Fingerlinge. Daher ist in manchen Fällen nur durch diese umständlicheren Methoden die notwendige Nagelerweichung zu erreichen.

In einem der beiden Fertigpräparate zur unblutigen Nagelablösung sind 15 große Spezialpflaster beigefügt. Man benutzt für den Großzehennagel ein ganzes Pflaster, für kleinere Nägel ein halbes Pflaster. Da die Pflaster meist vor der erweichenden Salbe verbraucht sind, steht man bald vor dem Problem, wie man an weitere Pflaster kommt.

Hier gibt es zwei Möglichkeiten: Sie kaufen in der Apotheke sogenannte Fingerkuppenpflaster, die allerdings etwas anders aussehen, oder Sie schneiden sich aus Wundpflaster selbst Fingerkuppenpflaster zurecht (siehe Farbtafel VII, Abb. 17). Wenn man sich die beiden Spezialpflaster genauer ansieht und mit Wundpflaster am laufenden Stück vergleicht, erkennt man, daß die Spezialpflaster auch fabrikmäßig nicht anders entstanden sind.

Wichtig ist allerdings, daß Sie *wasserfestes* Pflaster kaufen (z. B. Hansaplast wasserfest). Dabei haben Sie die Wahl zwischen verschiedenen Breiten von 4, 6, 8 cm.

Alternativ zu Fingerkuppenpflastern kommen **Fingerlinge** in Betracht: Das können handelsübliche Fingerlinge sein oder durch Abschneiden von Handschuhen (z. B. Folienhandschuhe, einfache Gummihandschuhe) gewonnene Fingerlinge (siehe Farbtafel VII, Abb. 18).

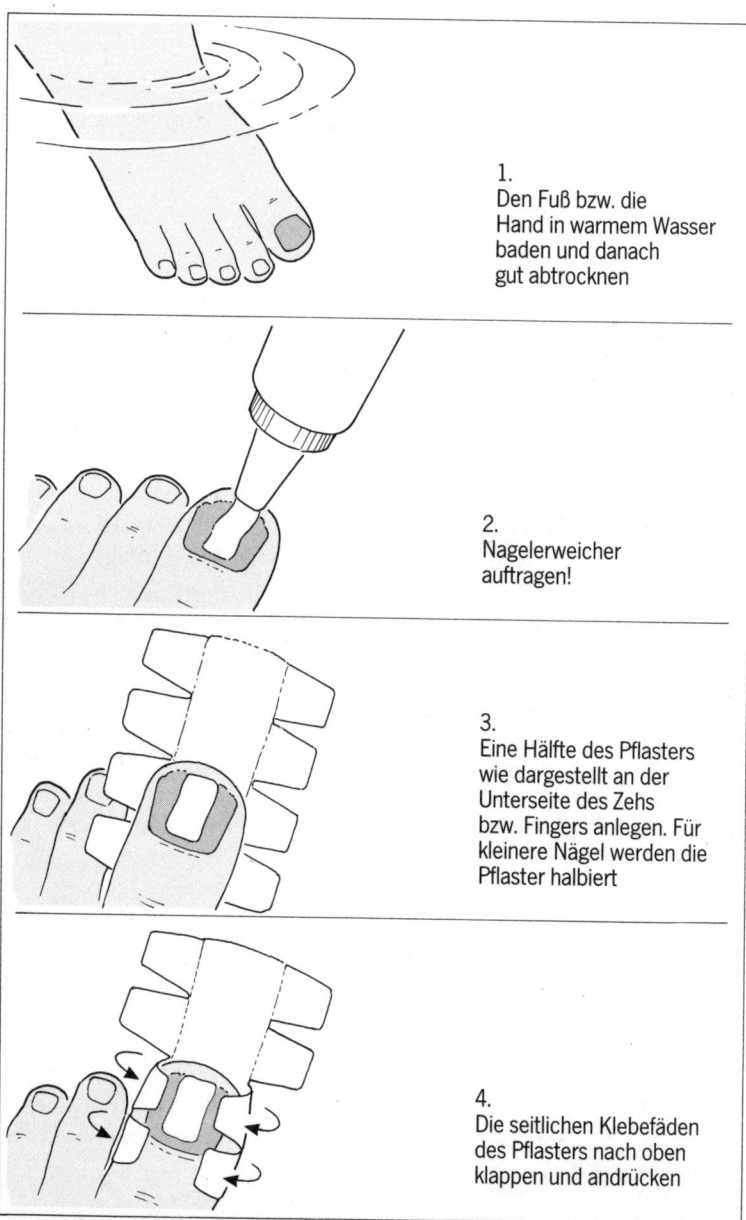

1.
Den Fuß bzw. die
Hand in warmem Wasser
baden und danach
gut abtrocknen

2.
Nagelerweicher
auftragen!

3.
Eine Hälfte des Pflasters
wie dargestellt an der
Unterseite des Zehs
bzw. Fingers anlegen. Für
kleinere Nägel werden die
Pflaster halbiert

4.
Die seitlichen Klebefäden
des Pflasters nach oben
klappen und andrücken

Abb. 18   Die Pflastermethode.

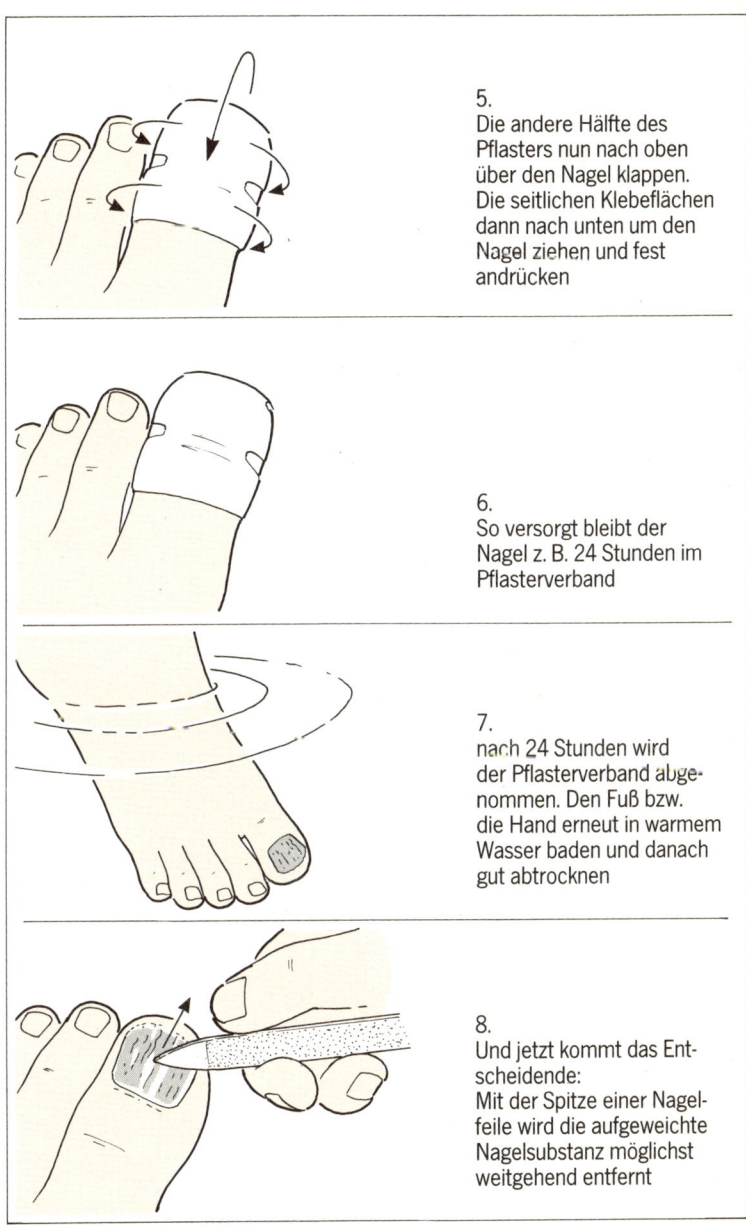

5.
Die andere Hälfte des
Pflasters nun nach oben
über den Nagel klappen.
Die seitlichen Klebeflächen
dann nach unten um den
Nagel ziehen und fest
andrücken

6.
So versorgt bleibt der
Nagel z. B. 24 Stunden im
Pflasterverband

7.
nach 24 Stunden wird
der Pflasterverband abge-
nommen. Den Fuß bzw.
die Hand erneut in warmem
Wasser baden und danach
gut abtrocknen

8.
Und jetzt kommt das Ent-
scheidende:
Mit der Spitze einer Nagelfeile wird die aufgeweichte
Nagelsubstanz möglichst
weitgehend entfernt

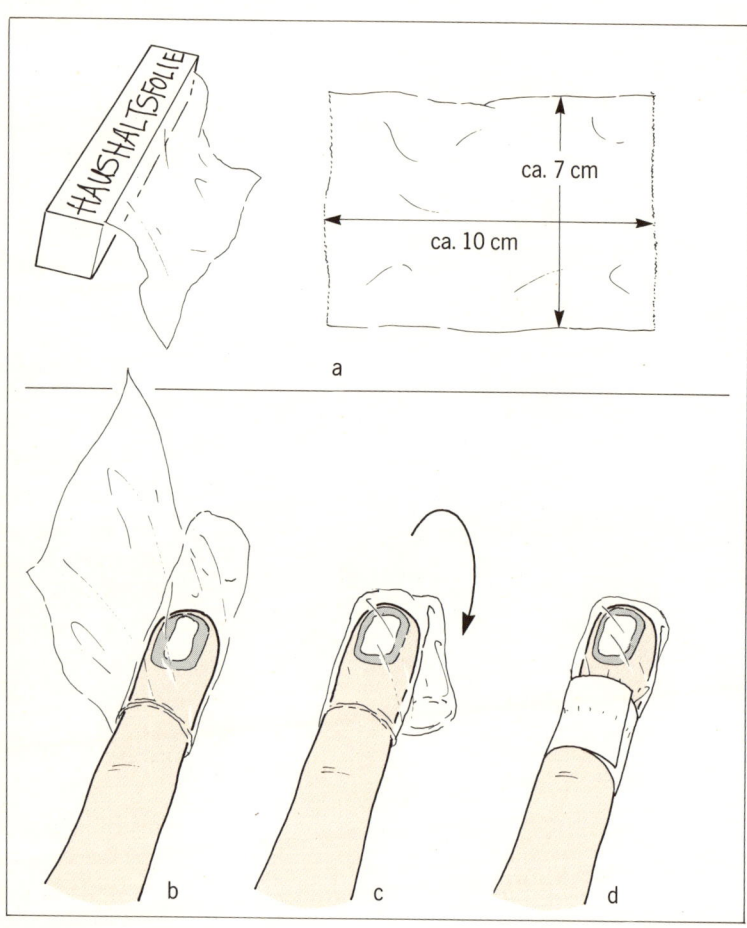

Abb. 19   Die Folienmethode
a Ein Stück Haushaltsfolie auf die passende Größe zurechtschneiden. Salbe auf den Nagel auftragen.
b Die Folie mehrfach um den Finger wickeln.
c Die Folie nach hinten umschlagen.
d Die Folie mit einem Pflaster befestigen.

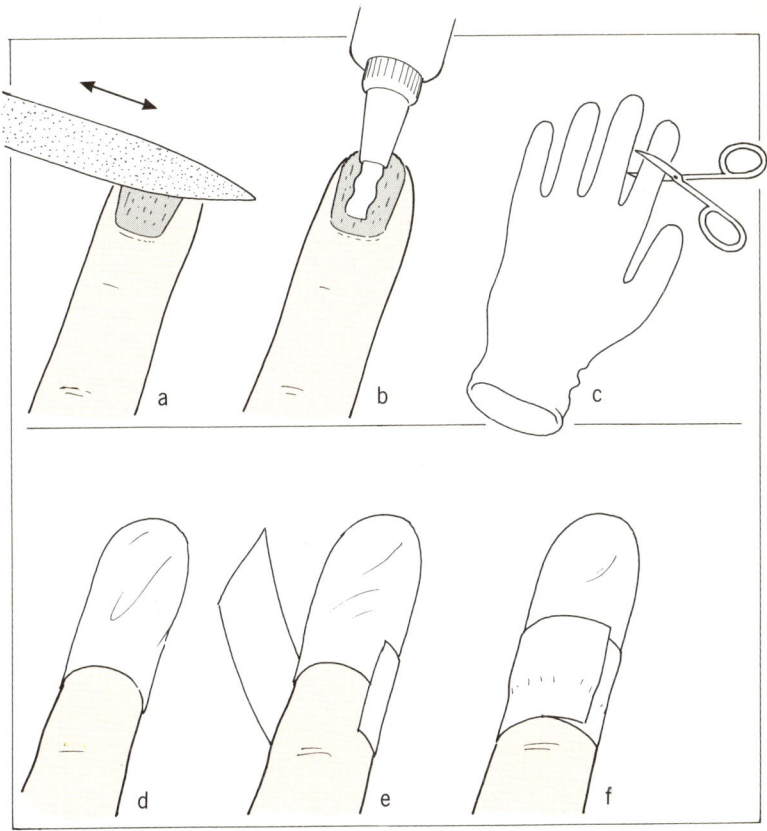

Abb. 20   Die Fingerlingmethode
a   Den Nagel mit einer Nagelfeile aufrauhen.
b   Die Salbe auftragen.
c   Den Finger eines Folienhandschuhs abschneiden.
d   Den Fingerling über den Finger ziehen.
e, f Den Fingerling mit einem Pflaster befestigen.

═══ Die verwandten Harnstoff-Präparate

An Harnstoff-Präparaten zur praktischen Durchführung der unblutigen Nagelablösung stehen drei prinzipielle Möglichkeiten zur Verfügung:

1. Ein Kombinationspräparat aus Harnstoff und Pilzmittel: Das *Mycospor Nagelset* enthält diverses Zubehör, ist aber relativ teuer (DM 42,19).
2. Ein reines Harnstoff-Fertigpräparat: Das *Onychomal* ist besonders preiswert (DM 8,59), aber weniger wirksam.
3. Die Möglichkeit von Rezepturen: Viele Hersteller von Anti-Pilz-Salben haben Kombinationen mit 20–40% Harnstoff erprobt und empfohlen.
   Viel preiswerter ist aber eine offizielle Rezeptur, die in den sog. »Neuen Rezeptur-Formeln« als **NRF 11.57** jedem Apotheker bekannt ist. Sie enthält 40% Harnstoff und 1% Clotrimazol in einer hydrophoben Paste.
   Sie ist im Prinzip ohne Rezept in jeder Apotheke erhältlich, aber jeder Apotheker wird bei einer Bestellung eine gewisse Abwehrhaltung zeigen, weil er zur Herstellung ca. 2–3 Stunden benötigt und dafür 3,– DM berechnen darf! Wenn Sie den Apotheker trotzdem überreden können, erhalten Sie eine hervorragende Mixtur zu einem absoluten »Dumping-Preis«.

Sonstige praktische Hinweise:
– Ob das **Baden** der Zehen oder Finger zusätzliche Vorteile bringt oder nicht, ist umstritten: Oft ist das zusätzliche Erweichen durch Wasser vorteilhaft, gelegentlich funktioniert die Nageltoilette an harten Nägeln besser. Hier gilt: Probieren Sie selbst aus, wie Sie Ihr Ziel am besten erreichen.
– In manchen Fällen kann es die Behandlung wesentlich fördern, die **Oberfläche** der Nagelplatte mit Nagelfeilen **aufzurauhen,** um den nagelerweichenden Salben den Zutritt zu erleichtern. Auch hier gilt: »Probieren geht über Studieren«!
– Ob Sie mit Pflaster an den **Fingern** zur Arbeit gehen können oder nicht, können nur Sie selbst entscheiden. Ob die Anwendung nur während der 7 Stunden Schlaf ausreicht, können auch nur Sie feststellen. Und dann muß man eben in jedem Einzelfall beide Faktoren gegeneinander abwägen. Immerhin dauert auch das Wochenende von Freitag abend bis Montag früh – das ist eine lange Zeitspanne. Und manche legen die Anfangsbehandlung gezielt in den Urlaub...

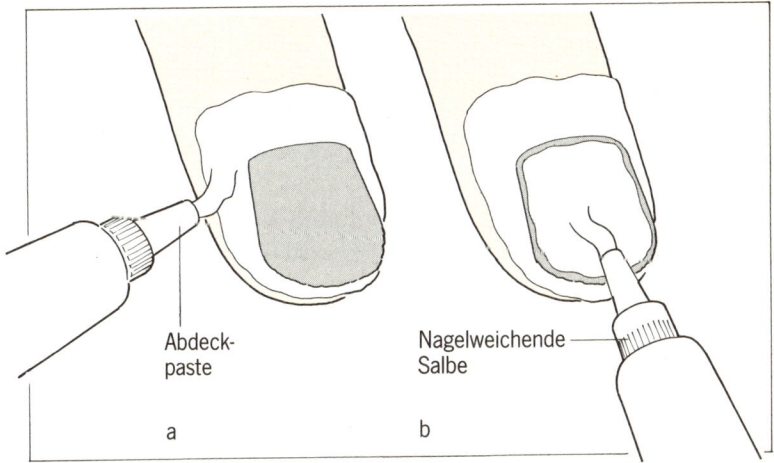

Abb. 21   Bei Hautreizungen wird die Umgebung des Nagels mit Zinkpaste abgedeckt (a),
bevor man die nagelerweichende Salbe aufträgt (b).

– An den **Zehen** beläßt man den Occlusivverband in der Regel 24
   Stunden. Wenn Sie morgens nach dem Duschen genügend Zeit
   haben, um die Verbände anzulegen, ergeben sich da ja auch keine
   Probleme. Nur: Viele Menschen haben morgens grundsätzlich
   keine Zeit. Falls Sie nachts nicht schwitzen, könnte man dann evtl.
   seine Körperpflegeaktionen auf den Abend verlegen und dann
   nach dem Duschen oder Baden in aller Ruhe die Nagelpilzbehandlung vornehmen.

– **Abdeckung der Haut:** Es ist eigentlich selbstverständlich, daß es
   unvermeidbar ist, daß die den Nagel umgebende Haut gelegentlich
   doch etwas angegriffen wird, weil die Selektivität der nagelerweichenden Salbe nicht absolut hundertprozentig sein kann. Führt
   doch sogar ein Occlusivverband mit irgendeiner Salbengrundlage
   alleine und *ohne* einen nagelerweichenden Wirkstoff gelegentlich
   schon zur Mazeration (Erweichung) der Haut.
   Wenn solche Begleitreaktionen der Haut zum echten Problem
   werden (und durch kurze Behandlungspausen alleine nicht
   beherrschbar sind), kann die Umgebung des Nagels mit Zinkpaste
   (bzw. harter Zinkpaste) abgedeckt werden mit dem Ziel, das nagelerweichende Präparat von der Haut fernzuhalten.
   In jedem Fall ist das Abdecken der Umgebung notwendig, wenn
   Ihr Hautarzt Ihnen die alte Methode mit Kaliumjodid-Salbe verordnet, die auch die gesunden Nagelpartien viel stärker (aber eben
   auch aggressiver) auflöst.

═ Therapiebegleitende »Nageltoilette«

Während die Hersteller von nagelerweichenden Salben das erweichende Präparat als entscheidend ansehen und die Entfernung des erweichten Materials »so nebenbei« erwähnen, betrachtet der Autor die Sache genau umgekehrt:

Nagelerweichende Salben sind lediglich als (gute) Hilfsmittel zur Erleichterung der »Nageltoilette« zu betrachten!

Es muß ganz klar festgehalten werden, daß die Anwendung der nagelerweichenden Salben alleine in der Regel nicht zum Erfolg führt: Entscheidend ist in fast jedem Fall die jeweils anschließende Entfernung der pilzbefallenen Nagelpartien.

Daher gilt hier in vollem Umfang alles, was im Kapitel »Nageltoilette« (S. 56−65) erklärt wurde. Die dort beschriebenen Instrumente sind dem Nagelschaber aus Plastik, das einem erweichenden Fertigpräparat beigefügt ist, weit überlegen.

═ »Schaukel-Therapie«

Während die Hersteller von nagelerweichenden Salben bzw. manche Autoren empfehlen, das erweichende Präparat 10−14 Tage anzuwenden und anschließend vier Wochen mit einem äußerlichen Pilzmittel nachzubehandeln, sieht der Autor auch das ganz anders:

Nagelerweichende Salben werden (nicht schematisch, sondern) so lange − oft viele Wochen lang oder immer wieder − angewandt, bis alle pilzbefallenen Nagelpartien vollständig entfernt sind!

Vielleicht denkt mancher Hersteller, daß viele Patienten eine solche Behandlung von vorneherein ablehnen, wenn sie von einer Anwendung über viele Wochen lesen. Wir sind der Meinung, daß eine Behandlung von 10−14 Tagen in den meisten Fällen nicht ausreicht, und daß eine Heilung nur dann möglich ist, wenn sich der Patient von vorneherein über die wirklichen Mühen der Behandlung im klaren ist und sich selbst entsprechend motivieren kann. Denn eine abgebrochene Behandlung ist so gut wie gar keine Behandlung. Eine Besserung um 50 % ist keinesfalls als »halbe Heilung« zu werten. Deshalb ist auch die in fast allen wissenschaftlichen Arbeiten übliche Klassifizierung in »gute« und »sehr gute« Resultate abzulehnen. Was zählt, ist nur die komplette Heilung.

»Besserung« – und mag sie noch so gut sein – bedeutet, daß noch lebende Pilzerreger übrigbleiben, und die breiten sich sehr schnell wieder aus, bis sich der ursprüngliche Zustand wieder eingestellt hat!

Einige Autoren schreiben daher auch, daß die üblicherweise angegebenen Behandlungszeiten zu kurz sind, und nennen größere und viel größere Zeiträume.

Wir sind der Ansicht, daß jede fixe Zeitangabe nicht sehr sinnvoll ist. Denn das Ziel der Behandlung sind nicht 1, 4, 8 oder 12 Wochen Behandlungszeit, sondern die vollständige Beseitigung aller pilzbefallenen Nagelpartien. Die einzig richtige Zeitangabe ist also die: »... bis die getrübten Nagelpartien vollständig entfernt sind – und auch nicht wieder getrübt nachwachsen«.

Letzteres ist leider oft der Fall: Selbst nach einmal vollständiger Erreichung des Zieles wachsen die vorderen Nagelabschnitte immer wieder getrübt, also pilzbefallen nach. Hier nützt kein »Sand in die Augen streuen«: Will man mit dieser Methode eine Heilung erzielen, muß eben so lange behandelt werden, bis der Nagel definitiv klar und gesund gewachsen ist.

Bei längeren Behandlungszeiten ist es u. E. am besten, wenn man eine Art »**Schaukeltherapie**« durchführt:

— 2–3 Wochen nagelerweichende Therapie
— 2–3 Wochen Nachbehandlung mit Lösung oder Salbe
— und so weiter, Abwechseln beider Behandlungskomponenten...

Der Sinn einer solchen Schaukeltherapie:

— Sie können sich zwischenzeitlich von der anstrengenden Verbandsbehandlung erholen.
— Die umliegende Haut und der Nagelwall können sich von der Aggression erholen.
— Der Pilzerreger kann sich aber nicht erholen, weil Sie ja jetzt in den »Pausen« ein Pilzmittel anwenden, das nun auch richtig an die Pilze herankommt und diese abtötet.
— Sie brauchen Beobachtungszeit, um sehen zu können, ob und wo die Nägel überhaupt noch getrübt nachwachsen.

Noch weniger als mit den 14 Tagen Verbandsbehandlung sind wir mit den 4 Wochen Nachbehandlungszeit einverstanden:

Die Nachbehandlung mit äußerlichen Pilzmitteln muß in jedem Fall so lange erfolgen, bis jeder Nagel vollständig gesund

herausgewachsen ist! Und auch danach empfiehlt sich noch eine gelegentliche Weiterbehandlung, um Rückfällen vorzubeugen.

Die jeweilige **Nach- oder Zwischenbehandlung** mit äußerlichen Pilzmitteln sollte erfolgen

- – mit *Salbe,* wenn große glatte Nagelbettflächen zum Einmassieren der Salbe vorhanden sind.
- – mit *Lösung,* wenn Ecken und Winkel betroffen sind, in die man mit Salbe nicht richtig hinein kommt.
- – *mit beidem,* wenn beides der Fall ist (abwechselnd anwenden),
- – oder mit einem der neuen *Nagellacke,* die einerseits die Nägel durchdringen, andererseits sehr viel teurer sind.

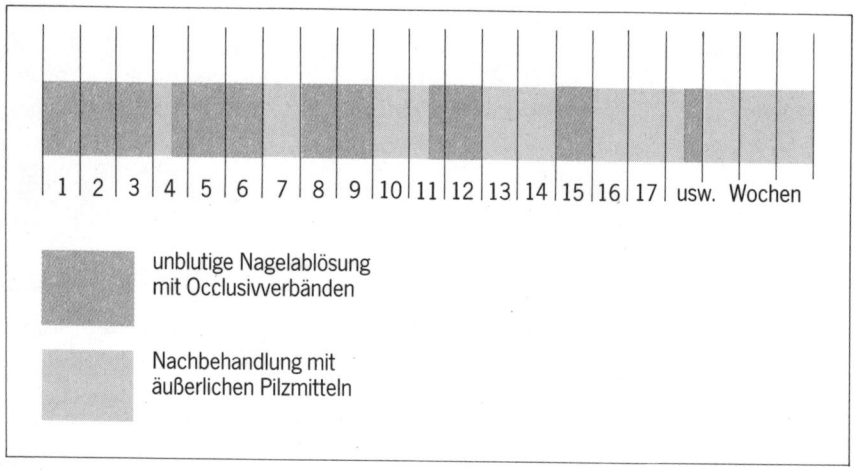

Abb. 22   »Schaukeltherapie«. Die Zeiträume sind nicht verbindlich, sondern können individuell variiert werden.

Die Auswahl der individuellen Behandlungsstrategie

≡ Nagelpilz erfordert immer eine Kombinationsbehandlung

Wenn man die im vorangehenden Teil dieses Buches besprochenen Möglichkeiten der Nagelpilz-Behandlung im Überblick betrachtet, kommt man auf Anhieb zu einer ganz entscheidenden Feststellung: Keine einzige der fünf bekannten Behandlungsmöglichkeiten – Tabletten, äußerliche Mittel, Nagelziehen, »Nageltoilette« und »unblutige Nagelauflösung« – kann *für sich alleine* zur Heilung führen.

Mit anderen Worten: Jede vernünftige Nagelpilzbehandlung stellt eine Kombinationstherapie dar!

Zur Begründung dieses wichtigen Resumees wollen wir die fünf Behandlungsmethoden noch einmal bezüglich dieser Behauptung zusammenfassen:

Tabletten *Nur* Tabletten zu schlucken, wäre natürlich die bequemste aller denkbaren Behandlungsmethoden. Aber wer die mit einer Tabletteneinnahme verbundenen Nebenwirkungsrisiken auf sich nimmt (Arzt wie Patient), sollte sich moralisch verpflichtet fühlen, gleichzeitig und zusätzlich auch die risikolosen Möglichkeiten zu nutzen, um einen Erfolg der Tablettenbehandlung zu erzielen und um die Dauer der Tablettenbehandlung so kurz wie möglich zu halten. Das heißt, jede Tablettenbehandlung sollte von intensiver äußerlicher Behandlung flankiert werden, wobei diese entweder in Nagellackbehandlung, »Nageltoilette« + Pilzsalbe oder in unblutiger Nagelablösung + »Nageltoilette« + Pilzsalbe besteht!

Wenn Sie erwarten, daß Ihr Arzt eine zusätzliche Behandlung mit Tabletten in Erwägung zieht, sollten Sie ihn immer erst davon überzeugen, daß Sie hochmotiviert sind, die mit einer intensiven äußerlichen Behandlung (und Rückfallprophylaxe) verbundene Mühe langfristig und gewissenhaft auf sich zu nehmen.

Erforderlich wird eine Behandlung mit Tabletten, wenn ein Nagel bis unter den hinteren/mittleren Nagelwall (»Nageltasche«) befallen ist; denn dann kann eine Heilung mit äußerlichen Mitteln *alleine* grundsätzlich nicht erzielt werden! Der Grund ist für jeden leicht verständlich: Zur Erzielung einer wirklichen Heilung müssen restlos *alle* Pilzerreger abgetötet werden. An die Erreger unter dem hinteren Nagelwall kommt man mit äußerlichen Maßnahmen aber nicht heran!

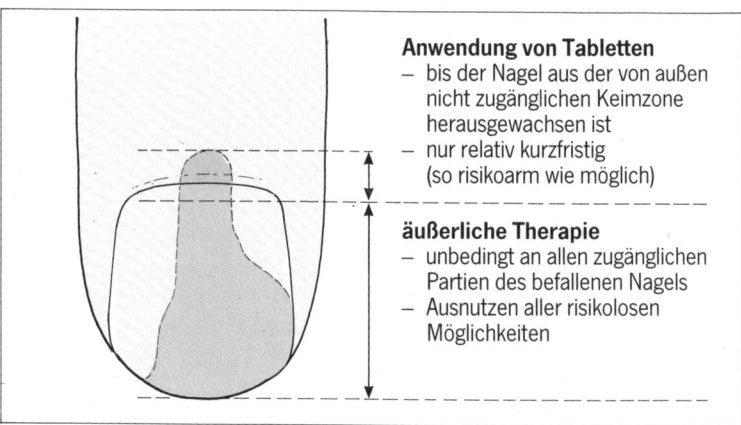

Anwendung von Tabletten
- bis der Nagel aus der von außen nicht zugänglichen Keimzone herausgewachsen ist
- nur relativ kurzfristig (so risikoarm wie möglich)

äußerliche Therapie
- unbedingt an allen zugänglichen Partien des befallenen Nagels
- Ausnutzen aller risikolosen Möglichkeiten

Abb. 23   Kombination von Tablettenbehandlung und äußerlicher Therapie.

Dabei spielt es also auch keine Rolle, ob nur ein einziger Nagel oder alle Nägel so befallen sind: Selbst wenn nur ein einziger Nagel und bei diesem auch nur ein ganz kleiner Teil seiner Fläche so befallen ist, kommt man um zusätzliche Tablettenbehandlung nicht herum!

Äußerliche Mittel Durch das Auftragen äußerlicher Mittel *alleine* ist – wie gezeigt – ein Nagelpilz so gut wie nie heilbar. Immer muß man – entweder durch »Nageltoilette« oder »unblutige Nagelablösung« bzw. beides zusammen – den Mitteln erst den Weg zu den Pilzerregern frei machen. Denn diese sitzen *unter* dem Nagel und sind zunächst nicht frei zugänglich.

Diese Aussage trifft auch in vollem Umfang auf die neuen Nagellacke zu! Obwohl deren Wirkstoffe hervorragend durch die Nägel hindurchtreten sollen, betonen beide Hersteller die unbedingte Notwendigkeit der zusätzlichen »Nageltoilette«.

Bei der Einführung der Nagellack-Präparate hat man bei der Fachwerbung zwar mehr die Worte »Aufrauhen der Nagelplatte« als »Nageltoilette« verwandt. Aber die Formulierungen der Gebrauchsanweisungen »soviel wie möglich von dem veränderten Nagelmaterial entfernen«, »bis ins Gesunde« etc. sprechen für sich. Mit solchen Worten ist in Wirklichkeit nichts anderes gemeint als eine intensivste »Nageltoilette«. Und in den Fällen, in denen man mit der einfachen Nageltoilette nicht »bis ins Gesunde« gelangt, wird man eben sogar die »unblutige Nagelablösung« in Betracht ziehen müssen.

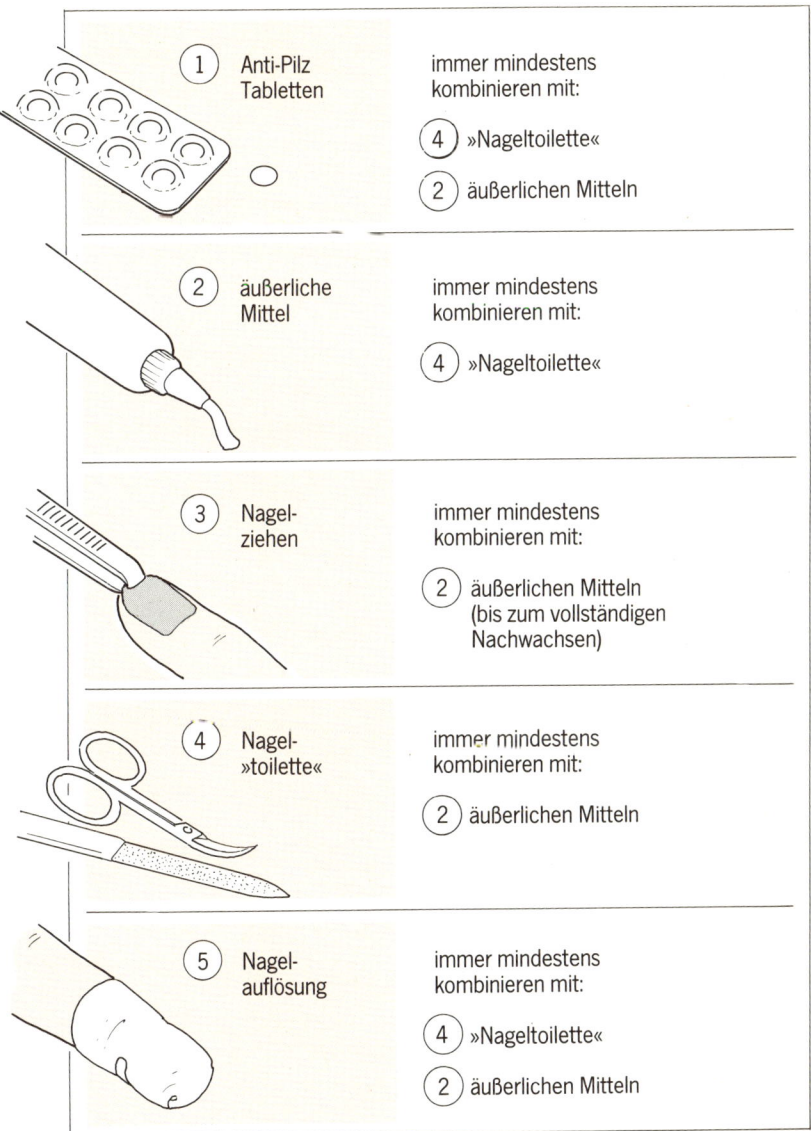

Abb. 24   Nagelpilz erfordert immer eine Kombinationsbehandlung.

Das zeigen inzwischen auch die ersten praktischen Erfahrungen, wie selbst die Vertreter der Hersteller zugeben: Der Erfolg auch der Nagellack-Behandlung steht und fällt mit der begleitenden mechanischen Entfernung des pilzbefallenen Nagelmaterials. Und damit ist der Unterschied zu den anderen äußerlichen Mitteln letztendlich nur noch ein gradueller (womit aber der durch die Nagellacke erzielte Fortschritt keinesfalls abgewertet werden soll!).

Und: Das pure Auftragen von Pilzmitteln alleine ist doch immer noch viel besser als gar nichts tun, wenn man auch damit eine Heilung nicht erzielen kann. Über dieses wichtige Thema folgt noch ein ganzes Kapitel!

Nagelziehen Da das Abziehen der Nägel ausschließlich dazu dient, die Behandlung der Erreger im Nagelbett mit Salbe zu ermöglichen, ist das Ziehen *alleine* natürlich immer sinnlos. Kaum zu glauben, daß dieser sehr schmerzhafte und daher besonders ärgerliche Fehler – von Ärzten wie Patienten – immer wieder gemacht wird. Extraktion und Salbenbehandlung müssen immer und ausnahmslos als therapeutische Einheit betrachtet werden. Nur Ziehen ohne anschließende Salbenbehandlung ist genauso gut wie bei einer Blinddarmentzündung nur Bauchaufschneiden ohne Blinddarmentfernung.

»Nageltoilette« Genau das gleiche gilt natürlich für die unblutige Nagelentfernung: Die Entfernung pilzbefallener Nagelpartien gelingt *nie* komplett und stellt daher keine Behandlung an sich dar. Sie ist immer nur als – allerdings unbedingt notwendige – Methode zu sehen, den Weg zum Pilzerreger frei zu machen.

Unblutige Nagelerweichung Für die Nagelablösung mit Salbenverbänden gilt analog: Grundsätzlich mit Nageltoilette und Salbenbehandlung bzw. Nagellack kombinieren! Die Erweichung ist ja letztendlich nichts anderes als eine Hilfsmethode, um die »Nageltoilette« zu erleichtern. Auch dann, wenn der Erweichungssalbe ein Pilzmittel zugesetzt ist, reicht das zur Abtötung der Pilze nicht aus. Nach bzw. zwischen den Erweichungsverbänden muß solange Pilzsalbe oder Nagellack angewandt werden, bis die Nägel vollständig gesund nachgewachsen sind.

Die Nagelpilzerkrankung erfordert also eine Kombinationsbehandlung. Und dazu gehören *in jedem Fall* auch noch zwei weitere Maßnahmen:

– **Begleitkrankheiten** (so weit wie möglich) **behandeln bzw. Ursachen abstellen.**
– **Durch Vorbeugemaßnahmen Rückfällen vorbeugen!**

Farbbildtafeln

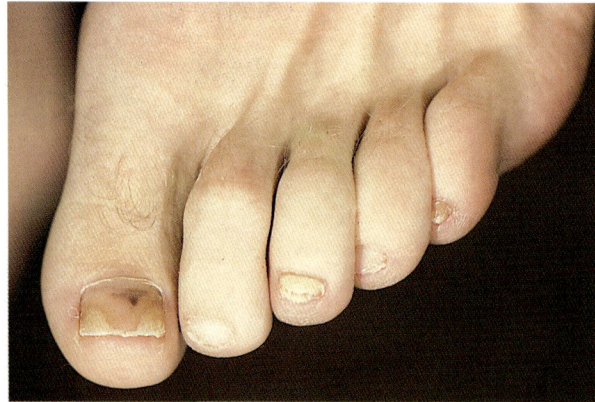

1) Typischer Beginn
   (auch) an den Ecken

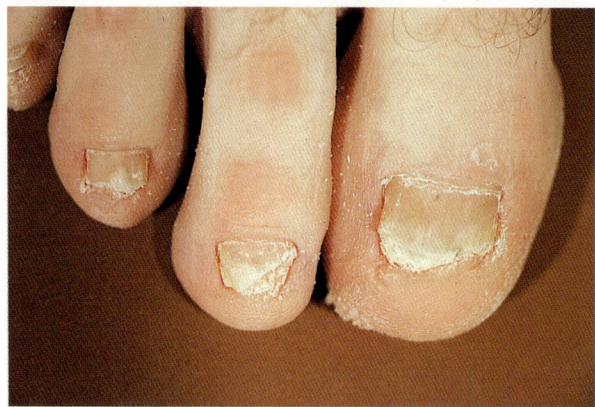

2) Zehennägel:
   typisches Bild,
   diverse Stadien

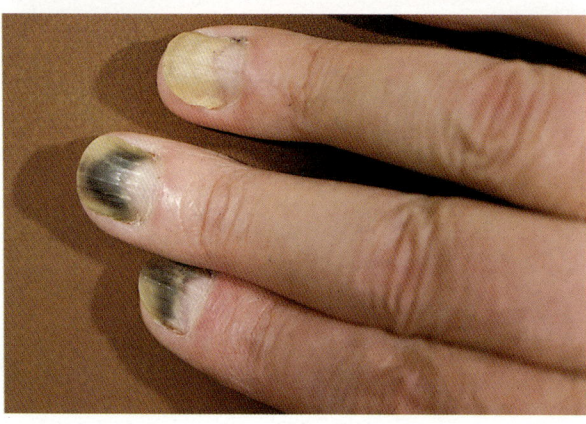

3) z. T. zusätzliche Infektion mit Schimmel-
   pilzen
   (= farbig: grün,
   schwarz o. ä.)

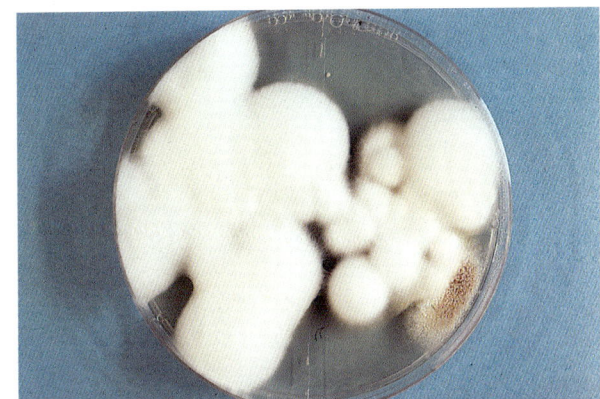

4) Der häufigste Erreger:
   Trichophyton rubrum

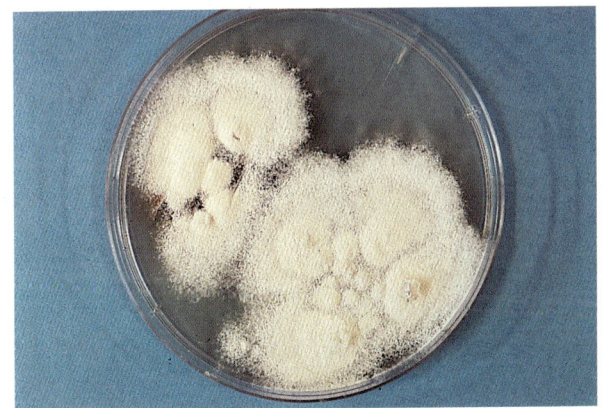

5) Der zweithäufigste:
   Trichophyton
   mentagrophytes

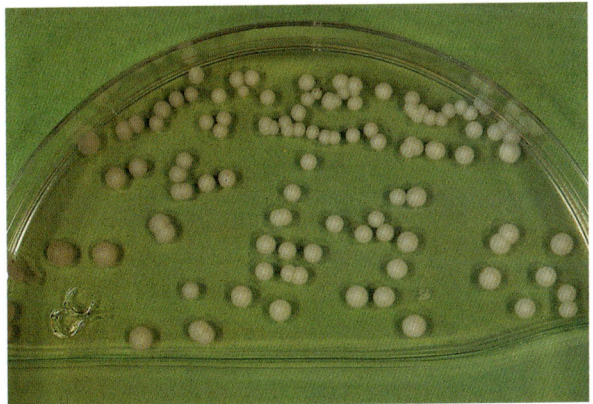

6) Hefepilz:
   Candida albicans

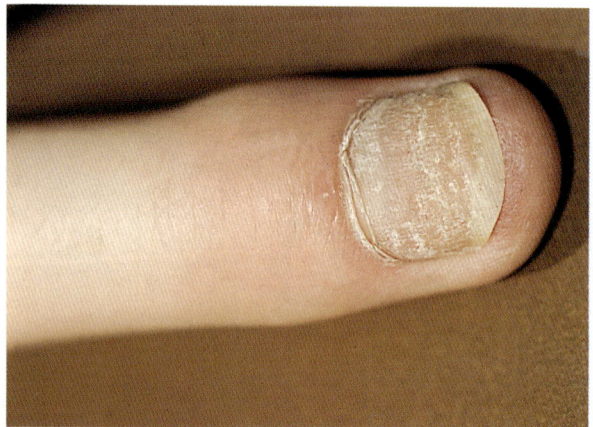

7) Sogenannte Trachyonychie bei Schuppenflechte

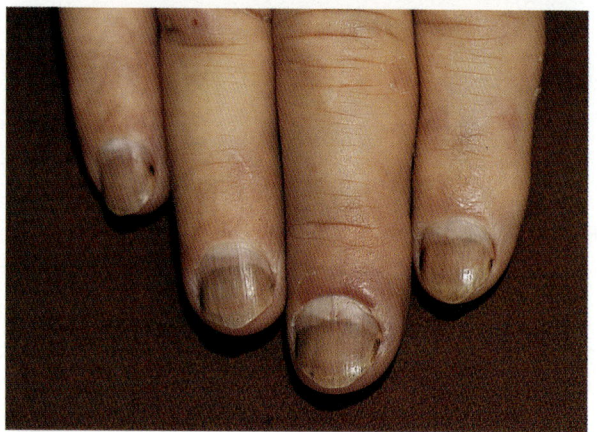

8) Toxische Nagel- (und Haut-)Schädigung: Verätzung durch »Rohrfrei«

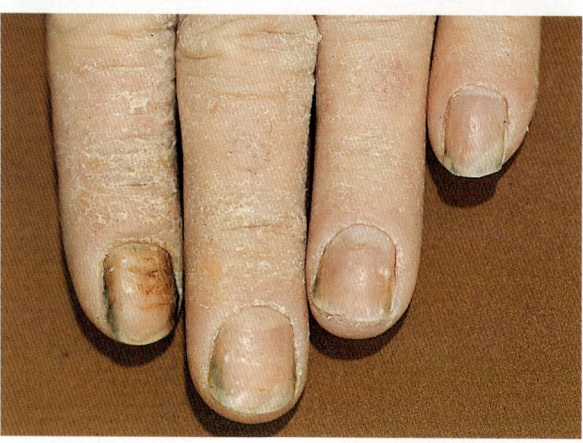

9) Ekzem-Nägel bakteriell infiziert

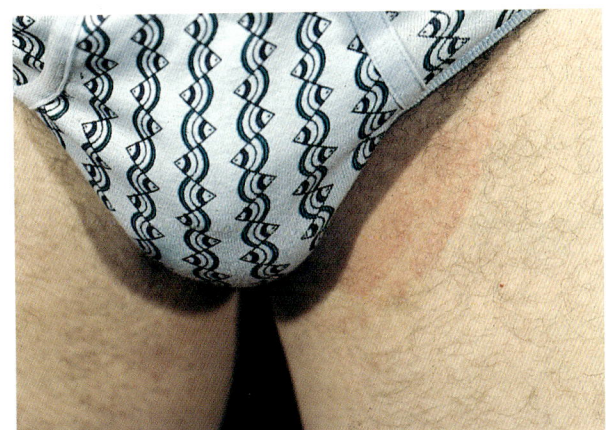

10) Leistenbeugen-Pilz:
durch Kratzen kann
Nagelpilz entstehen!

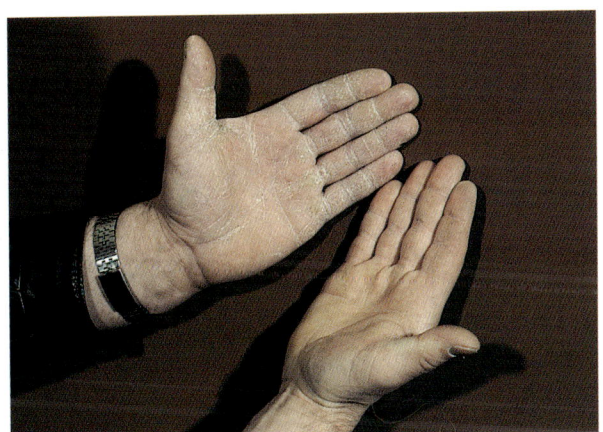

11) Handflächen-Pilz
(nur) der linken Hand

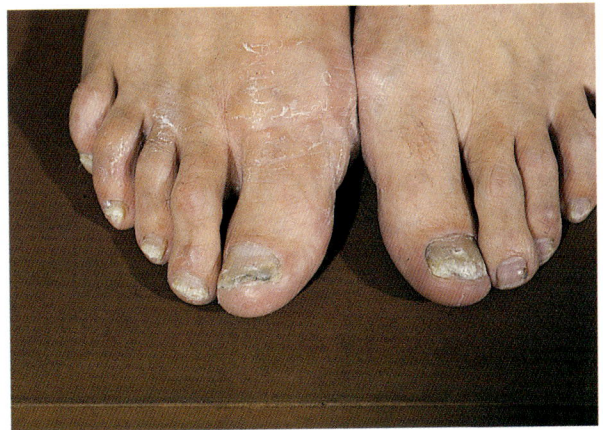

12) Nagelpilz und Haut-
(Fuß)pilz am rechten
Fußrücken

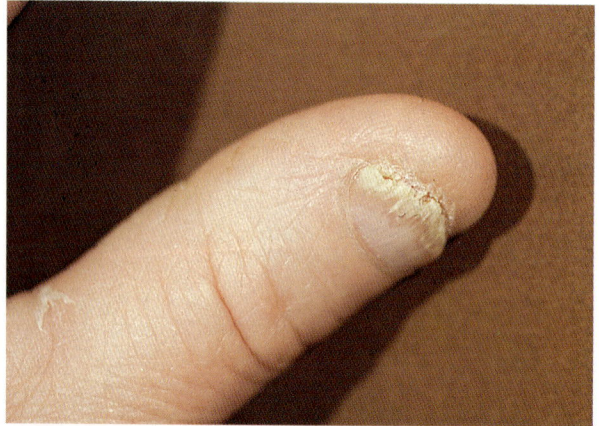

13) »Nageltoilette«
    nicht ausreichend

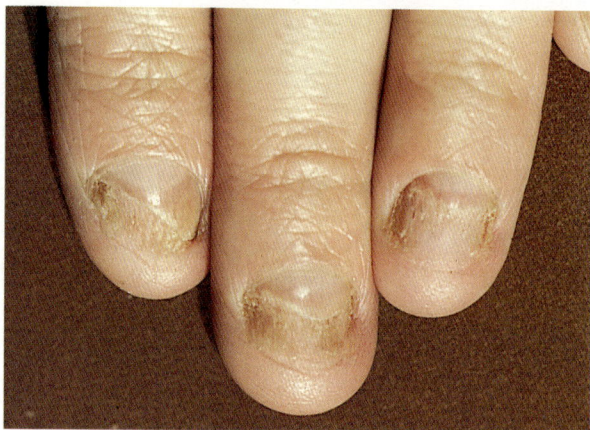

14) Die weißen Rand-
    säume sollten noch
    abgefeilt werden

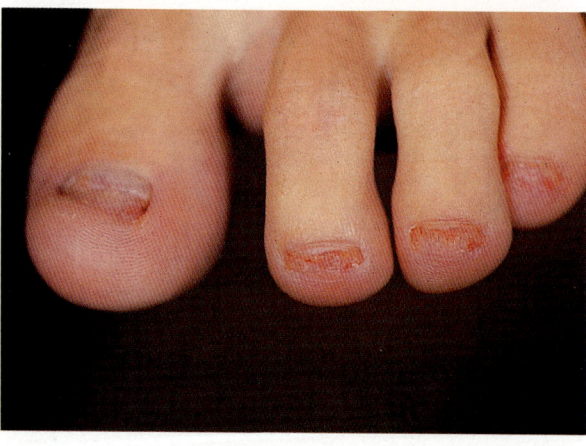

15) Gute »Nageltoilette«

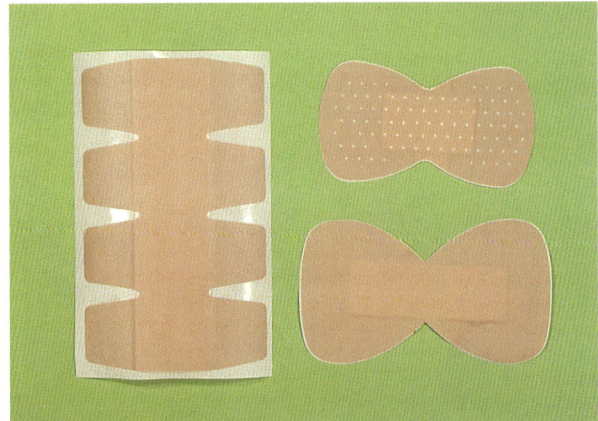

16) Fertigpflaster

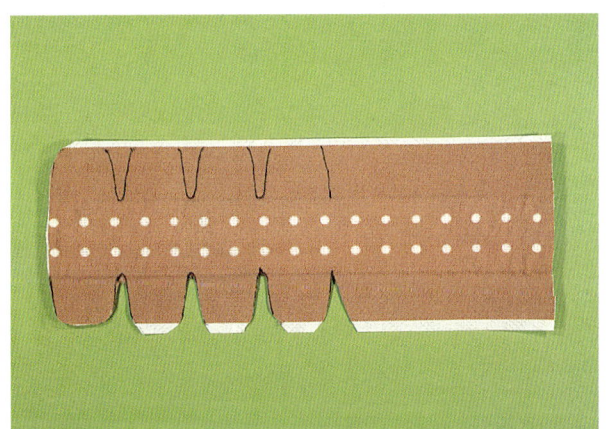

17) Selbstherstellung
von Fingerkuppen-
pflastern

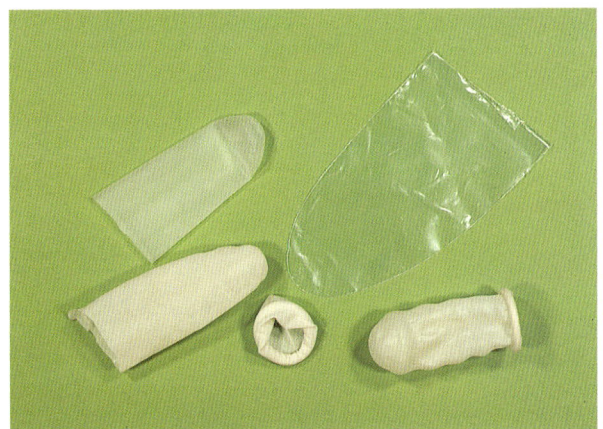

18) Diverse
»Fingerlinge«

═══ Rückfällen vorbeugen

Da Ihre Nagelpilzerkrankung ja infektiös ist, ist die Wahrscheinlichkeit relativ groß, daß Sie selbst – vor der Abtötung Ihrer Pilze – Infektionsquellen geschaffen haben, die nun für Sie selbst eine Gefahr darstellen:

- Sie können sich selbst infiziert haben, z. B. die Haut der Füße, der Handflächen, der Leistenbeugen.
- Sie können Familienangehörige infiziert haben, z. B. Ihren Partner und/oder Ihre Kinder.
- Und Sie haben mit Sicherheit Gegenstände in Ihrem engeren Umkreis infiziert, nämlich Ihre Socken und Schuhe (in denen grundsätzlich Treibhausklima herrscht – und das ist ja das ideale Milieu für Pilzerreger).
- Schließlich haben Sie wahrscheinlich Gegenstände in Ihrem weiteren Umkreis infiziert wie z. B. die Duschkabine, Ihre Sauna etc.

Da eine Behandlung Ihres Nagelpilzes sinnlos ist, wenn nicht – in jedem Fall – gleichzeitig alle diese Stellen, von denen ein Rückfall ausgehen kann, mitsaniert werden, gehört zu jeder Behandlung einer Nagelpilzerkrankung:

- Gleichzeitige Behandlung von Hautpilzerkrankungen beim Patienten selbst, insbesondere der sehr häufigen Pilzerkrankung zwischen den Zehen.
- Gleichzeitige Behandlung von Familienangehörigen, die an Haut- und/oder Nagelpilz erkrankt sind.
- Desinfektion der Schuhe, die Sie in letzter Zeit getragen haben. Und möglichst heißes Waschen der Socken.
- Desinfektion der Duschwanne, des Badezimmerbodens, ggfs. der Sauna etc.

Anleitung zur Schuh-Desinfektion
1. Kaufen Sie sich in der Apotheke 10%ige Formalinlösung Menge: 100 ml.
2. Schichten Sie die zu desinfizierenden Schuhe in einen Plastiksack.
3. Legen Sie einen großen (alten) Lappen neben die Schuhe in den Sack und gießen Sie die Formalinlösung darüber.
4. Der Sack wird luftdicht verschlossen und auf dem Balkon, in der Garage etc. (also nicht in Wohnräume) gestellt.
5. Nach 48 Stunden sind Ihre Schuhe durch die Formalin-Dämpfe vollständig desinfiziert.

Zur Beachtung:
Formalin macht relativ häufig Kontaktallergien. Daher:
- Direkten Haut-Kontakt mit dem Formalin vermeiden.
- Die Schuhe nach der Desinfektion mindestens 24 Stunden (besser einige Tage) gut durchlüften lassen.
- Die Desinfektion nur einmal durchführen.

Da Pilzerreger »ubiquitär« sind, d. h. fast überall vorkommen können, sollte eigentlich jeder, der einmal an Nagelpilz erkrankt war, immer mal wieder ein flüssiges Pilzmittel unter die freien Nagelränder tropfen, um einer Neuinfektion vorzubeugen. Das gilt um so mehr, wenn man häufig in Schwimmbäder oder öffentliche Saunen geht oder Gemeinschaftsduschen (beim Sport) benutzt.

Die Tatsache, daß man Nagelpilz hatte, zeigt ja, daß man zu dieser Infektion neigt, und das gilt – leider – in den meisten Fällen auch noch nach einer erfolgreichen Behandlung.

Da es heute Mittel mit 100-Stunden-Wirkung gibt, ist eine vorbeugende Behandlung aber ziemlich mühelos möglich, zumindest stehen die damit verbundenen Mühen – wie Sie jetzt ja genau wissen – in keiner Relation zu den Mühen einer erneuten Behandlung.

Grunderkrankungen abstellen

Die wichtigste Komponente der jeweiligen »Mehr-Komponenten-Behandlung« ist verständlicherweise die Therapie oder gar Beseitigung der Ursachen, die überhaupt erst zur Nagelpilzerkrankung geführt haben. Damit Ihnen die enorme Bedeutung dieser Komponente im Rahmen des jeweiligen Gesamt-Behandlungskonzeptes schnell klar wird, empfehlen wir Ihnen, nochmal zu den Seiten 25 bis 32 dieses Buches zurückzublättern und sich die dortigen Ausführungen über Art und Bedeutung von Begleiterkrankungen ins Gedächtnis zurückzurufen. Dann wird Ihnen ganz schnell (wieder) klar, daß es ein immer notwendiger Bestandteil der Behandlung ist, die dort abgebildete aus dem Lot gebrachte Waage – auf der einen Seite die Pilzerreger von außen, auf der anderen Seite die Abwehr Ihres Körpers – wieder auszutarieren und nach Möglichkeit ins Gleichgewicht zu bringen.

Das heißt im Einzelfall: **Grundkrankheiten erkennen und behandeln,** zum Beispiel

- Arterielle Durchblutung bessern, z. B. durch gefäßerweiternde Tabletten.
- Venöse Durchblutung bessern, z. B. durch Venen-Stripping, Krampfaderverödung, evtl. Tabletten und immer auch entsprechende Lebensweise.
- Behandlung funktioneller Durchblutungsstörungen, besonders durch gesunde Lebensweise mit Herabsetzung der »vegetativen Dystonie«.

Und das heißt in anderen Fällen:
- Immunsystem stärken (vergl. S. 23 ff)
- Mikrotraumen abstellen (vergl. S. 29)
- Stoffwechselstörungen behandeln (vergl. S. 28)
- Sonstige Auslöser beseitigen (vergl. S. 29 und 31 f).

In jedem Fall ist eine **vernünftige, gesunde Lebensweise** von ausschlaggebender Bedeutung und auch in jedem Falle realisierbar:

- Rauchen aufgeben: Nikotin verengt die Blutgefäße und ist eine Hauptursache für arterielle und funktionelle Durchblutungsstörungen.
- Sport treiben: Sport im engeren Sinn (Jogging, Schwimmen) oder generell viel Bewegung im Freien (Wandern, Fahrradfahren) ist der Durchblutung immer förderlich – also sehr zu empfehlen.
- Gesunde Ernährung: Es bedarf keiner genaueren Erklärung, daß ein gesund ernährter Organismus generell mehr Abwehrkräfte hat als einer, dem nur »wertlose« oder ungesunde Nahrung zugeführt wird.

Leider läßt sich einer der entscheidensten Faktoren, der für die Nagelpilzerkrankung (mit-)verantwortlich ist, bekanntlich nicht rückgängig machen: *das Alter!* Daher sind die Behandlungsaussichten bei ausgedehnten Erkrankungsfällen im fortgeschrittenen Alter grundsätzlich relativ schlecht. Das Gleiche gilt für eine »Veranlagung« zu Nagelpilz, die man zwar nicht genauer definieren kann, von deren Existenz aber immer mehr Fachleute überzeugt sind. Und leider sind auch die meisten organischen Grundkrankheiten – Arterienverkalkung, hoher Blutdruck, Diabetes, Immunstörungen – nicht heilbar und auch nicht in dem Ausmaße zu bessern, daß die Rückfallgefahr nach einer Behandlung des Nagelpilzes wesentlich verringert würde.

Aber gerade in solchen Fällen kommt es ganz besonders darauf an, von vornherein eine realistische Behandlungsstrategie auszuwählen, um zu vermeiden, daß man von einer – falsch geplanten – Therapie nur Therapieschäden und letztendlich doch keinen Therapieerfolg hat!

☰ Die sechs wichtigsten Behandlungsstrategien

Wir haben also einerseits festgestellt, daß die Behandlung einer Nagelpilzerkrankung immer eine Kombinationsbehandlung darstellt, weil jede der Behandlungsmöglichkeiten als Mono-Therapie sinnlos ist.

Andererseits ging aus der Besprechung der einzelnen Behandlungsmöglichkeiten klar hervor, daß eine generelle Maximal-Therapie – also der Einsatz aller Möglichkeiten – bei jedem Fall von Nagelpilz wegen der möglichen Nebenwirkungen ebenalls nicht in Frage kommt. Ganz im Gegenteil: Es wird sich herausstellen, daß eine »Minimal-Therapie« für sehr viele die Ideal-Methode darstellt! Die »richtige« Lösung für die meisten Fälle liegt allerdings (wie meistens im Leben) in der (»goldenen«) Mitte!

Wie die einzelnen Behandlungsmöglichkeiten ganz konkret in der Praxis miteinander kombiniert werden, erfahren Sie in diesem Kapitel. Dabei geht es verständlicherweise hauptsächlich darum, wie die einzelnen Kombinationen insgesamt – also beim Gegenüberstellen von Vorteilen und

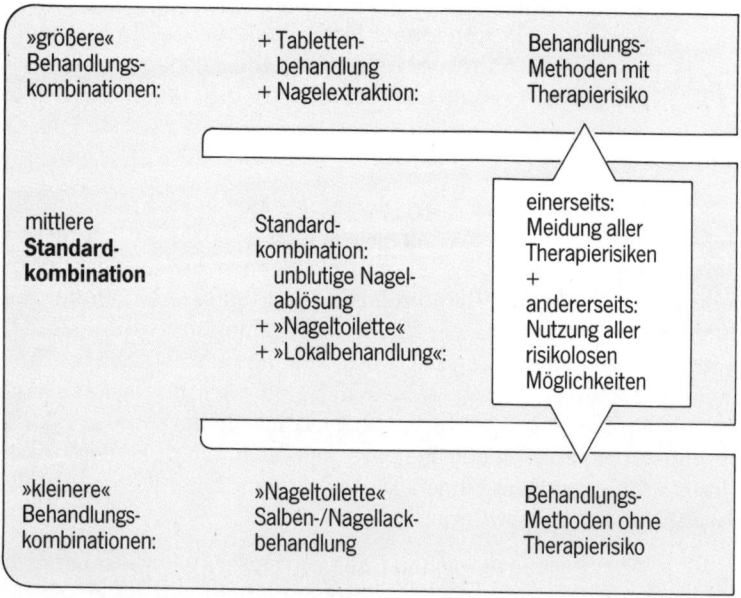

Abb. 25   Die wichtigsten Behandlungskombinationen.

Nachteilen – zu bewerten sind. Und eine solche Bewertung der Vor- und Nachteile führt dann schließlich zur Beantwortung der Frage, welche Kombinationsmethode für welche Fälle geeignet ist.

Bei der Einteilung der verschiedenen Behandlungsstrategien bietet es sich an, zunächst als »Standardbehandlung« für den »Normalfall« die Therapiekombination zu wählen, bei der alle die Möglichkeiten optimal genutzt werden, die absolut risikolos sind.

Dann ergeben sich automatisch »oberhalb« bzw. »unterhalb« dieser Standardtherapie »größere« Therapielösungen (für schwerere Fälle, mit Therapierisiko) und »kleinere« Therapielösungen (für leichtere Fälle oder für Spezialfälle).

Unterteilt man die »größeren« Behandlungsmöglichkeiten in eine Maximal-Lösung und eine »große« Lösung und die »kleineren« Behandlungsmöglichkeiten in eine Minimal-Lösung und eine »kleinere« Lösung, so ergibt sich folgende Einteilung:

Die sechs Behandlungsstrategien
bei der Nagelpilzerkrankung:

Maximal-Therapie	S. 89
»Große« Kombination	S. 88
Standard-Kombination A	S. 86
Standard-Kombination B	S. 87
»Kleine« Kombination	S. 90
Minimal-Therapie	S. 91

=== Standard-Kombination A

Ihre Bestandteile:
»Nageltoilette«
+ Nagellack

Seit der kürzlich erfolgten Einführung der neuen Anti-Pilz-Nagellacke handelt es sich dabei sicherlich um die einfachste Behandlungsart mit Erfolgsaussichten in bestimmten Fällen.

Schon vor vielen Jahren stand ein Nagellack gegen Nagelpilz *(Fungiplex Nagellack)* zur Verfügung. Dieser hatte allerdings im wesentlichen nur eine vorbeugende Wirkung, da der Wirkstoff nicht in die Nagelplatte eindringen konnte. Bei den beiden neuen Lack-Präparaten ist jedoch gerade das Besondere, daß die Wirkstoffe in den Nagel eindringen. Trotzdem ist – auch nach Angabe der Hersteller – eine möglichst weitgehende Nageltoilette unabdingbare Voraussetzung für Erfolge mit dieser Behandlungsmethode. Je vollständiger die Entfernung der infizierten Nagelpartien, desto größer die Erfolgsaussichten.

Wie bei jeder anderen rein äußerlichen Behandlung besteht auch für die Nagellacke eine wichtige grundsätzliche Einschränkung: Die Anwendung ist dann von vornherein im Hinblick auf die angestrebte Heilung sinnlos, wenn auch nur ein einziger Nagel bis unter den hinteren Nagelwall befallen ist! Das trifft leider in den meisten Fällen zu, und daher ist auch diese Methode nur für einen relativ kleinen Teil aller Fälle von Nagelpilz geeignet!

Dazu kommen wirtschaftliche Gesichtspunkte: Im Vergleich zu anderen Externa wie Salben und Lösungen sind die Lacke relativ teuer. Zumindest so teuer, daß die Behandlung auch nur der Hälfte aller Nagelpilzpatienten der BRD das gesamte Gesundheitssystem sprengen würde. Insofern spielt nicht nur die befallene Fläche des einzelnen Nagels (maximal 80 %) eine Rolle, sondern auch die Gesamtfläche bzw. die Zahl der befallenen Nägel.

Bewertung: Die am wenigsten aufwendige Methode für solche Fälle, in denen *nur wenige Nägel* befallen sind, und darunter *keiner über 80 %*.

Besonders geeignet für die Fingernägel wegen der idealen kosmetischen Eigenschaften: Bei einem Lackpräparat nur einmalige Anwendung pro Woche und beste Kombininierbarkeit mit kosmetischem (farbigem) Nagellack.

Wegen der erst kürzlich erfolgten Einführung beider Präparate ist die Wirksamkeit dieser Behandlungsart allerdings heute noch lange nicht abschließend zu beurteilen! Sie muß – entgegen euphorischer Stimmen bei der Einführung – doch eher nüchtern eingeschätzt werden.

Standard-Kombination B

Ihre Bestandteile:
Unblutige Nagelablösung
+ »Nageltoilette«
+ Salbenbehandlung

Seit der Einführung von Fertigpräparaten zur unblutigen Nagelablösung und vor der Einführung der Nagellacke war diese Behandlungsmethode die in der Praxis am häufigsten verwandte. Es gab zwar schon früher die Möglichkeit, eine solche Therapie mit rezeptierten und vom Apotheker gemischten Salben durchzuführen. Aber erst mit der Herstellung von Handelspräparaten sind diese Mittel auch haltbar (gemischte Salben sind nur kurz haltbar), standardisiert (bei gemischten Salben gibt es oft erhebliche Qualitätsunterschiede), optimiert (die »richtige« Zusammensetzung ist ausgetestet im Gegensatz zu verschiedenen »nach Gefühl« rezeptierten Varianten). Dazu kommt, daß man erst seit dem Einsatz von Fertigpräparaten größere Erfahrungen mit dieser Methode gewonnen hat, so daß man Richtlinien für ein einheitliches Vorgehen aufstellen konnte.

In den Empfehlungen des Herstellers und in der Literatur wird eine Behandlungszeit mit den nagelerweichenden Salben von ca. 2 Wochen und eine Nachbehandlung mit Pilzmitteln von weiteren 4 Wochen vorgegeben. Der Autor ist der Meinung, daß diese Behandlungszeiten für viele Fälle zu kurz sind.

Geeigneter wären folgende Anweisungen:
— Behandlung mit dem nagelerweichenden Präparat bis zur *vollständigen* Beseitigung aller sichtbar pilzbefallenen Nagelpartien.
— Zwischenzeitlich erneute Anwendung für jeweils 1–2 Wochen, falls bei nachwachsendem Nagel wieder getrübte, undurchsichtige Stellen erscheinen.
— Salbenbehandlung des freiliegenden Nagelbettes monatelang bis zum vollständigen Herauswachsen eines gesunden Nagels.
— Einmal bis zweimal wöchentlich vorsorgliche Nachbehandlung mit einem flüssigen Pilzmittel, um einem Rückfall vorzubeugen.

Da die Behandlung mit viel Arbeit verbunden ist, ist auch bei dieser Methode eine Anwendung an allen 20 Nägeln kaum möglich. Sehr gut geeignet ist die Behandlung bei Befall von *bis zu 5 Nägeln.*

Die Erfolgsaussichten werden auch hier absolut schlecht, wenn Nagelplatte und Nagelbett völlig, also bis unter den hinteren Nagelwall befallen sind. Sehr gut geeignet ist die Behandlung bei Befall *bis zu 50% der Nagelfläche.*

Bewertung: Mit der Kombinationsmethode der unblutigen Nagelablösung nutzt man einerseits alle Möglichkeiten der lokalen Behandlung völlig aus, meidet aber gleichzeitig alle Methoden, die ein Behandlungsrisiko mit sich bringen. Es handelt sich um die Methode mit dem *optimalen Wirkungs-Nebenwirkungs-Verhältnis,* wobei natürlich zusätzlich auch die Nagellacke noch mit einbezogen werden können.

Somit handelt es sich mit um die Therapie der ersten Wahl: Man kann damit nur gewinnen, aber nichts verlieren. Und wenn es sich herausstellt, daß diese Methode nicht zum Ziel führt, kann man immer noch über die Alternativen nachdenken.

Somit handelt es sich auch um die Methode der Wahl für alle *leichteren bis mittelschweren Fälle.* Nur bei sehr schweren Fällen und solchen, bei denen auch nur ein Nagel total bzw. bis unter den hinteren Nagelwall befallen ist, sollte man von vorneherein umfangreichere Maßnahmen ergreifen.

Die »große« Kombination

Ihre Bestandteile:
Standard-Kombination A oder B
+ *kurzfristige* Tabletteneinnahme

Als »große« Therapie im weiteren Sinne wäre alles zu bezeichnen, was *mehr* als die Standardbehandlung und *weniger* als die Maximaltherapie ist: Zum Beispiel

- Nagelextraktion + Lokaltherapie ohne Tabletteneinnahme.
- Ziehen einiger stark befallener Nägel und unblutige Nagelablösung bei leicht befallenen Nägeln etc.

Im engeren Sinne ist damit jedoch speziell eine ganz bestimmte Methode von größter Bedeutung gemeint: Nämlich die Ergänzung einer der beiden o. g. Standardmethoden durch eine relativ kurzfristige Tabletteneinnahme. Dabei sollen die Tabletten nur in einer reduzierten Menge verwandt werden, *bis ein Herauswachsen pilzbefallener Nagelpartien unter dem hinteren Nagelwall erreicht ist!* Zur Reduzierung eventueller Tablettennebenwirkungen sollen dagegen die zugänglichen Nagelpartien mittels der äußerlichen Standardbehandlungen saniert werden.

In praktischer Hinsicht ist eine scharfe Trennung zwischen Tablettenwirkung auf *hintere* Nagelpartien und äußerlicher Behandlung *vorderer* Nagelpartien natürlich gar nicht möglich. Allerdings ist die Nachwirkung der derzeit verfügbaren Tablettenpräparate völlig unterschiedlich einzuschätzen. Bei dem Griseofulvin kann man etwas vereinfacht schon sagen, daß es nur solange wirkt, wie man es einnimmt. Man würde es bei der hier besprochenen Kombinationsmethode also so lange einnehmen, bis der Nagel unter dem hinteren Nagelwall gerade einige Millimeter gesund herausgewachsen ist. Gänzlich anders ist es bei den neu entwickelten Präparaten, die einen Depoteffekt und daher eine lange Nachwirkungszeit auch nach dem Absetzen haben. Über die beste Einnahmedauer zur Kombinationstherapie gibt es mangels praktischer Erfahrungen noch keine allgemein gültigen Richtlinien; die Dosierung muß in jedem Einzelfall der Arzt individuell festlegen.

Bewertung: Wenn auch nur ein Nagel *total* pilzbefallen ist, geht ohne Tabletten nichts! Andererseits sollte das Risiko einer Tablettenbehandlung so weit wie möglich begrenzt werden. Daraus leitet sich die herausragende Bedeutung dieser »großen Kombination« her.

Weitere Details zu dieser Methode konnten Sie schon im Kapitel »Tabletten gegen Nagelpilz« lesen (siehe Seite 35 ff).

Die Maximal-Kombination

Ihre Bestandteile:
Ziehen aller befallenen Nägel
+ *Langfristige* Tablettenbehandlung, bei Griseofulvin bis zum vollständigen Herauswachsen
+ Salbenbehandlung bis zum vollständigen Herauswachsen
+ Bei Hinweisen auf Rückfälle sofort zusätzlich unblutige Ablösung und »Nageltoilette«

Manchem Leser mag diese maximale Häufung von verschiedenen/ allen Therapiemaßnahmen übertrieben erscheinen. Diese Auffassung wird sich schnell relativieren, wenn Sie folgende Tatsache zur Kenntnis nehmen: Vor Einführung der standardisierten unblutigen Nagelablösung wurde die

Maximal-Kombination »Nagelziehen + Tabletten + Salbenbehandlung« in manchen Hautkliniken routinemäßig bei allen schweren Fällen angewandt; trotzdem lag die Erfolgsquote mancher Untersucher letztendlich nur bei 20 %!!!

Also: Auch die maximale Ausnutzung aller Möglichkeiten führt keinesfalls in allen Fällen zum Erfolg!

Bewertung: Wenn bei einem meist älteren Patienten alle Nägel oder auch nur – wie sehr häufig der Fall – alle Zehennägel befallen sind, und zwar viele Nägel total bis unter den hinteren Nagelwall, dann besteht nur mit einer Maximaltherapie überhaupt eine reelle Chance zur Heilung. Und das auch nur dann, wenn es gleichzeitig gelingt, die auslösenden Ursachen wenigstens abzuschwächen.

Die »kleine« Kombination

Ihre Bestandteile:
»Nageltoilette« (anstatt »unblutiger Nagelablösung«)
+ Salbenbehandlung (anstatt Lack)

Als »kleine« Kombination ist alles zu bezeichnen, was weniger als die o. g. Standardbehandlung und mehr als die u. g. Minimaltherapie ist.

So sind durchaus Fälle denkbar, in denen eine reine »Nageltoilette« (Schneiden, Feilen) sinnvoller ist als die unblutige Nagelablösung mit entsprechenden Salbenverbänden: Zum Beispiel

- wenn die Nägel nur ganz vorne in Form eines sehr schmalen Saumes befallen sind: Dann ist es natürlich viel besser, man konzentriert sich auf das laufend wiederholte Abschneiden und intensive Zurückfeilen dieser Stellen, während eine gezielte Anwendung von nagelerweichenden Salben nur an diesen Stellen ja gar nicht möglich ist!
- In manchen Fällen ist die Oberfläche der Nagelplatte so hart und der Pilzerreger nur in den alleruntersten Partien der Nagelplatte, daß eine Erweichung so wenig gelingt wie bei einem gesunden Nagel. In solchen Fällen ist eine besonders intensive »Nageltoilette« zum Beispiel durch Schleifen mit geeigneten Schleifgeräten die viel bessere Methode.

Des weiteren wird man z. B. in der Praxis schon aus reinen Kosten-Gründen auch weiterhin häufig zu den extrem preiswerten Salben oder Tinkturen greifen (müssen), obwohl die neuen Lacke eindeutig den grundsätzlichen Vorteil des besseren Eindringens in den Nagel bieten.

Bewertung: Man meint auf den ersten Blick, daß die unblutige Nagelablösung grundsätzlich die »immer bessere Art der Nageltoilette« und Nagellacke grundsätzlich die »immer bessere Art der Lokalbehandlung« sei. In praktischer Hinsicht trifft das aber keinesfalls immer zu.

Die Minimal-Therapie

Ihre Bestandteile:
Behandlung mit äußerlichen Mitteln
(+ Kurzhalten der Nägel)
ohne »Nageltoilette«

Wie Sie mittlerweilen genau wissen, kann ohne Entfernung der befallenen Nagelpartien meistens keine Heilung einer Nagelpilzerkrankung erreicht werden. Deshalb werden Sie staunen, wenn Sie nun im folgenden lesen, daß die Minimal-Kombination nur mit äußerlicher Behandlung in den meisten Fällen eine der besten – wenn nicht gar die beste – Therapie darstellt!

Nämlich – um es vorwegzunehmen: In allen den Fällen, in denen eine Heilung von vorneherein aussichtslos ist und dem Patienten letztendlich nur Nebenwirkungen, aber keinen Dauererfolg einbringen würde. Und das ist leider sehr oft der Fall, nämlich dann, wenn die Ursachen der Nagelpilzerkrankung (Durchblutungsstörungen, Abwehrschwäche, Alter, Veranlagung) nicht abstellbar sind.

Bewertung: Die Minimal-Therapie ist die wichtigste Behandlungsart. Sie ist wahrscheinlich häufiger die Behandlung der Wahl als alle anderen Methoden zusammen.

Weil diese Art der Behandlung so wichtig ist, ist ihr ein ganzes Kapitel – das nächste – gewidmet.

≡ Eine der besten Behandlungen: mit dem »entschärften« Nagelpilz leben

Wenn Sie zur Sommerzeit im Freibad die Sonne genießen, mustern auch Sie ganz sicherlich häufig interessiert Ihre Mitmenschen. Wo Männer bzw. Frauen meistens hinsehen, soll hier nicht näher diskutiert werden. Auf jeden Fall: auf die Fußnägel nicht! Wenn Sie auf die mal gezielt achten würden, würden Sie schnell feststellen, daß unter den älteren Menschen sehr, sehr viele unter Nagelpilz leiden.

Aber »leiden« sie tatsächlich?

Ganz im Gegenteil: Viele dieser Menschen haben noch nicht einmal bemerkt, daß mit ihren Nägeln etwas nicht in Ordnung ist. Anderen ist zwar die Verfärbung und evtl. Verdickung der Nägel aufgefallen, aber das stört viele Leute nicht im geringsten. Wieder andere denken sich zwar ab und zu, daß ihre Nägel häßlich aussehen und daß man doch mal was dagegen unternehmen müßte; aber dann hat man meist wieder ganz andere und größere Probleme, die einen von dem guten Vorsatz schnell wieder abbringen.

Sicher denken Sie, daß der ärztliche Autor eines solchen Buches, wie Sie es gerade in der Hand halten, nun kräftig über die »Schlamperei«, die Unappetitlichkeit solcher Zustände und das geringe Gesundheitsbewußtsein der obengenannten Menschen zu Felde ziehen müßte. Aber Sie irren. Genau das Gegenteil ist der Fall: Die vielen älteren Menschen im Schwimmbad mit Fuß-Nagelpilz wurden hier erwähnt, um ihnen bildhaft klar zu machen, daß man mit Nagelpilz durchaus »in friedlicher Koexistenz zusammen leben« kann.

- Nagelpilz macht so gut wie nie irgendwelche körperlichen Beschwerden! Es handelt sich keinesfalls um ein wirkliches (körperliches) »Leiden«.
- Daher ist Nagelpilz – (mit einer wichtigen Einschränkung: s. u.) – nur ein kosmetisches Problem!
- Daher gibt es überhaupt keinen Grund, Nagelpilz in jedem Fall bekämpfen zu wollen!

Deshalb handelt es sich bei diesem Kapitel vielleicht um das wichtigste dieses Buches: Weil hier mit aller Klarheit deutlich gemacht werden soll, daß es noch eine weitere – und äußerst wichtige – Art der »Behandlung« von Nagelpilz gibt, die bisher noch nicht erwähnt wurde:

Man kann einen Nagelpilz akzeptieren, wie er ist.

Warum sollte man etwas mühsam und evtl. schmerzvoll bekämpfen, was niemanden stört. Als Störungen kommen bei Krankheiten in Frage:

- Schmerzen oder andere körperliche Beschwerden: Das ist bei Nagelpilz praktisch nie der Fall.
- Psychische Beschwerden: Manche stört Nagelpilz, aber viele eben auch nicht.
- Gefährdung anderer, z. B. durch Infektion: Bei Nagelpilz unbedingt berücksichtigen.
- Sonstige Nachteile gibt es keine.

Zum Punkt »psychische« Beschwerden:
Stellen Sie sich eine alte Dame vor, 80 Jahre alt, mit hohem Zucker (Diabetes), Gicht, Rheuma, einem schwachen Herzen und Asthma. Außerdem lebt sie von der Fürsorge, ihre Heizung funktioniert nicht, und ihre Kinder kümmern sich nicht um sie. An den Füßen hat sie Nagelpilz – aber gleichzeitig Überbeine, Hühneraugen, Gichtknoten, in den Beinen Wasser und an den Beinen Krampfadern.

Sind Sie wirklich der Meinung, daß sich diese arme Frau um ihren Nagelpilz kümmern sollte? Dessen Bedeutung ist in Relation zu ihren anderen Problemen praktisch gleich null! Diese Frau hat wirklich andere Sorgen – und eigentlich wäre es in ihrer Situation lächerlich, wenn sie ihrem Nagelpilz größere Aufmerksamkeit schenken würde.

Sicher, es gibt auch ganz andere Fälle: Das 17jährige Mädchen, das dabei ist, Fotomodell für Bademoden zu werden, oder die Verkäuferin von Schmuck oder Delikatessen, die sich Pilze an den Fingernägeln nicht leisten können. Aber wieviel Prozent aller Menschen sind schon Fotomodell für Bademoden, Schmuckverkäuferin, Lebensmittelverkäuferin oder etwas ähnliches? Mit Sicherheit ist die Zahl der älteren Menschen mit Zehennagelpilz viel größer, deren Zehen kein Mensch zu Gesicht bekommt außer vielleicht der Ehemann und der Arzt – und beide stört der Nagelpilz wenig.

Unangemessene Behandlung

Würde man die oben genannte alte Dame oder auch einen älteren Herren, der »nur« eine altersentsprechende Arterienverkalkung hat, behandeln, dann hieße das ja Ziehen der Nägel und mindestens 1 Jahr lang Tablettenbehandlung, denn eine richtige unblutige Nagelablösung kann ein alter Mensch an den Zehennägeln nicht mehr durchführen. Die Folgen:

– *Keine echten Heilungschancen* auf Dauer wegen der Nichtabstellbarkeit der Grundkrankheiten.
– *Nagelwachstumsstörungen* und evtl. Infektion der Nagelbetten wegen der Arterienverkalkung mit der damit verbundenen verringerten Durchblutung.
– *Schwere Belastung des Organismus* durch die Tabletten, die überall im Körper hingelangen, wo sie Schaden anrichten können, nur nicht in Nagelbett und Matrix, weil diese bei der Grundkrankheit kaum noch durchblutet sind.

Mit einer Behandlung in einem solchen Fall hätte man also letztendlich nichts gewonnen, sich aber einige erhebliche Nachteile eingehandelt. Die geschilderte Therapie ist also ganz objektiv eine falsche Behandlung!

Die richtige Behandlung in solchen Fällen sieht ganz anders aus:

– Die Einstellung zum Nagelpilz ändern
– »Feindbilder abbauen«
– Mit dem (entschärften) Nagelpilz in friedlicher Ko-Existenz zusammenleben!

Welche große Bedeutung die in diesem Kapitel geschilderte »Behandlungsmethode« hat, macht das Resultat der im folgenden zitierten *klinischen Studie** deutlich:

In der Münchener Hautklinik wurden die 250 Patienten einer speziellen Nagelsprechstunde mit dem in diesem Buch behandelten Nagelpilztyp an Händen und Füßen mit folgender »Maximalbehandlung« therapiert:

– Entfernung der Nagelplatte + »Nageltoilette« (Nagelerweichung mit 50%iger Kaliumjodidsalbe)
– Griseofulvin-Tabletten bis zum vollständigen Nachwachsen gesunder Nägel
– Äußerliche Salbenbehandlung (z. T. Folienverband, z. T. zusätzlich erweichende Salben)
– Behandlung von Begleiterkrankungen, dazu Schuhdesinfektion und Rezidivprophylaxe.

Ergebnisse:
Trotz dieser optimalen Behandlung mit praktisch allen zur Verfügung stehenden Möglichkeiten waren nach durchschnittlich 5

---

* Nachzulesen in M. Dorn et al.: Der Hautarzt 31, 30–34 (1980)

Monaten nur 101 der 250 Patienten geheilt, bei Nachuntersuchungen bis zu 1 Jahr nur noch die Hälfte davon.

Das heißt, nach 1 Jahr waren nur 50 von 250 Patienten (also **20%**) geheilt!

Nach 2, 3 oder 4 Jahren würde die Erfolgsquote natürlich noch deutlicher niedriger liegen!

Man sollte nur in solchen Fällen eine Sanierung anstreben, in denen auch wirklich eine konkrete Chance einer dauerhaften Heilung besteht. Hier ist Realitätssinn gefragt, die Notwendigkeit, die Dinge nicht mit rosaroter Brille zu sehen, sondern so wie sie tatsächlich sind. Auch vom Autor dieses Buches ist dieser Realitätssinn zu fordern – denn dem wäre es natürlich auch viel lieber, wenn er jedem Leser eine wunderbare Heilung in Aussicht stellen könnte.

Ein Hauptzweck dieses Buches ist es aber, solche Patienten vor Behandlungsschäden und den Mühen einer erfolglosen Behandlung zu bewahren, bei denen von vorneherein eine Heilung nicht möglich ist.

Denn einem alten Menschen, der Durchblutungsstörungen und schwere Stoffwechselkrankheiten hat und zudem wegen Asthma täglich Cortison schluckt, gleichzeitig aber mit »Gewalt« seinen Zehennagelpilz geheilt haben will, muß hier ganz deutlich gesagt werden: In einer solchen Situation ist dieser Wunsch wirklich pure Eitelkeit. Ein solcher Patient sollte wirklich andere Sorgen haben (bzw. er hat andere Sorgen, auch wenn er das vielleicht nicht wahrhaben will). Ein solcher Patient zieht sich an Kleinigkeiten (relativ gesehen) hoch nach dem Motto »außen hui, innen pfui«.

Leider ist die Zahl der Fälle, in denen eine Heilung unrealistisch ist, nicht gerade klein. Es gibt zwar keine generelle Regeln, aber als Anhaltspunkte kann man nennen

– hohes Alter
– arterielle Durchblutungsstörungen
– mehrere schwere Krankheiten und hoher Tablettenkonsum
– totaler Befall aller Zehennägel.

Der letztgenannte Punkt ist erklärungsbedürftig: Wenn nur ein oder zwei Nägel befallen sind, spricht das gegen einen generellen Grund für den Nagelpilz. Wenn aber alle Nägel betroffen sind, kann man daraus folgern, daß eine allgemeine Störung vorliegt, auch wenn eine solche konkret (noch) nicht bekannt ist. Das können z. B. allgemeine Durchblutungsstörungen, Stoffwechselerkrankungen, Immunschwächen (oder Cortisoneinnahme) und besonders der »Faktor V« (= Veranlagung zu Nagelpilz) sein; alle sind normalerweise nicht heilbar und daher ist eine Therapie bei totalem Nagelpilz aller Zehennägel von vorneherein nicht sehr erfolgsversprechend.

An dieser Stelle muß nun allerdings von einer wesentlichen Einschränkung unserer obigen Aussage gesprochen werden: Der **Gefährdung anderer durch die Infektion.** Da Nagelpilz ja von Infektionserregern – den Pilzfäden – verursacht wird, kann er ansteckend sein, also andere Menschen gefährden:

- Wer mit starkem Fingernagelpilz andere Menschen per Handschlag begrüßt, kann eventuell den so Begrüßten bereits durch solch kurzen Kontakt schon infizieren, wenn dieser zur Infektion neigt.
- Wer mit Nagelpilz der Zehennägel duscht, kann in der Duschwanne seine Erreger so »herumstreuen«, daß sich die Familienmitglieder mit Haut- oder ebenfalls Nagelpilz infizieren.

Die erste der genannten Übertragungsarten ist sicher eine Rarität, die zweite sicherlich relativ häufig. Die Orte, an denen Zehennagelpilz am häufigsten übertragen wird, sind generell »Naßräume« wie Hallenbäder, die öffentliche Sauna und eben auch private Badezimmer.

═══ Mit seinem Nagelpilz leben...

Die logische Konsequenz heißt daher *nicht,* den Pilz völlig ignorieren und denken: »Wenn ich Nagelpilz haben muß, dann sollen ihn andere auch bekommen; warum soll es anderen besser gehen als mir?« Diese Überlegung ist in jedem Fall ein »Schuß nach hinten«: Denn wenn ein Nagelpilz andere Menschen infizieren kann, dann natürlich auch den eigenen »Besitzer«. Wer z. B. drei Zehennägel voller Pilze hat und nichts dagegen tut, bekommt die Pilze über kurz oder lang per Infektion auch an den anderen Zehennägeln, dann z. B. an der Haut der Fußsohlen, dann z. B. an den Fingernägeln, durch Kratzen schließlich in den Leistenbeugen, am Gesäß etc.

»Mit seinem Nagelpilz in friedlicher Koexistenz zusammenleben« heißt stattdessen:

- **Einerseits** dem Pilzerreger zu erlauben, das einmal eroberte Terrain zu behalten, ohne ihn buchstäblich »bis aufs Blut« zu bekämpfen.

– **Andererseits** dafür zu sorgen, daß der Pilzerreger keinen weiteren Schaden anrichtet, sich also nicht weiter verbreitet.

Dieses Ziel – die Infektiösität der Pilzerreger zu beseitigen – ist sehr einfach zu erreichen: Nehmen Sie eins der erwähnten Breitspektrum-Pilzmittel in Form einer Lösung bzw. Tinktur und tropfen Sie täglich einmal winzige Mengen vorne in den Spalt zwischen Haut und Nagel, dann werden die oberflächlichen Erreger abgetötet. *Eine entscheidende Besserung der Nagelpilzerkrankung erreichen Sie so zwar nicht, aber Sie erreichen, daß der Nagelpilz dann tatsächlich nur noch eine kosmetische Störung darstellt und sonst nichts!*

Wahrscheinlich reicht es für dieses Ziel sogar schon aus, wenn Sie das preiswerte *Clotrimazol* nur 2–3 × pro Woche in der beschriebenen Weise anwenden. Teurere Mittel wie *Mycospor* und *Exoderil* haben eine 100-Stunden-Wirkung, und dann kann schon eine einmalige Anwendung pro Woche reichen. Zusätzlich sollten Sie natürlich die Nägel so kurz wie möglich halten, sozusagen als »Minimalvariante« der »Nageltoilette«, um den Pilzen den »Nährboden« so stark zu »beschneiden« wie nur möglich.

Hier noch ein praktischer Tip:
Manche Patienten haben Schwierigkeiten, die Lösung direkt aus dem Fläschchen unter die Nägel zu tropfen; häufig tritt dabei eine viel zu große Menge aus, die den besonderen Vorteil dieser Behandlung – nämlich ihre Wirtschaftlichkeit – zunichte macht. Füllen Sie dann doch einfach eine kleinere Menge der Lösung in einen Eierbecher. Dazu kaufen Sie sich in der Apotheke für ein paar Pfennige eine Pipette, wie man sie für Nasentropfen verwendet. Und mit dieser Pipette entnehmen Sie aus dem Eierbecher genau die kleine Menge Lösung, die Sie benötigen und träufeln diese damit unter die Nägel.

Auch durch das alleinige Aufpinseln der neuen Nagellackpräparate (ohne Nageltoilette) erreichen Sie sicher, daß der Nagelpilz nicht mehr ansteckend ist. Hier haben Sie auch noch den großen Vorteil, daß sich zusätzlich doch eine deutliche Besserung des Nagelpilzes einstellen kann.

Diesem Vorteil steht aber der Nachteil der sehr viel höheren Kosten gegenüber. Nach den Bestimmungen der gesetzlichen Krankenkassen stehen dem Versicherten aber lediglich eine »ausreichende«, nicht aber die beste Behandlung zu. Da die erstgenannte Anwendung einer Tinktur auch zum angestrebten Ziele führt, und Nagellack hier eher als »Luxustherapie« einzustufen wäre, dürften Nagellackpräparate *zu diesem Zweck* nicht auf Kosten der gesetzlichen Krankenkassen rezeptierbar sein. Wem es die Sache wert ist, kann sich aber natürlich die Lacke zusätzlich selber kaufen.

Also:

Jeder Nagelpilz muß »behandelt« werden!

Aber es gibt zwei *unterschiedliche Arten von Behandlung:*

– Die äußerliche Dauerbehandlung, um die weitere Ausbreitung zu verhindern und eine Infektion anderer Menschen zu verhindern.

– Die Totalsanierung zur Wiederherstellung eines kosmetisch einwandfreien Zustandes.

Wenn Sie das zweite Ergebnis anstreben, und wenn Sie die dazu notwendige Mühe nicht scheuen, ist das o.k. bzw. sehr erfreulich.

Wenn Sie »nur« das erstgenannte Ergebnis anstreben, ist das nicht weniger o.k. und sehr oft sogar das vernünftigere Ziel!

Man muß den Nagelpilz immer in Relation zu den Begleitumständen sehen:

– Oft stellt der Nagelpilz – siehe das Beispiel eines Mannequins – eine schwere Behinderung dar, und der Betroffene bietet alle Voraussetzungen für eine erfolgreiche Behandlung: Klar, daß man dann eine Heilung anstrebt.

– Viel öfter aber bedeutet der Nagelpilz – siehe das Beispiel alter kranker behinderter Menschen – nichts anders als eine harmlose kosmetische Störung (unter o. g. einfacher »Behandlung«), während die Heilung größte Probleme mit sich bringen würde.

In diesen häufigen Fällen wäre das Beharren auf einer »Heilung« unvernünftig und ein Zeichen von mangelndem Augenmaß bei der Unterscheidung zwischen wirklich wichtigen und unwichtigen Dingen des Lebens.

Es soll keinesfalls bestritten werden, daß ein ansprechendes und gepflegtes Äußeres im Leben (besonders junger) Menschen eine große Rolle spielen kann (Stichwort Partnerschaft, Erotik, Beruf etc.). Daher ist »Kosmetik« in jeder Form aus unserem Leben nicht mehr wegzudenken.

Aber es gibt auch Phasen und Situationen im Leben von (besonders älteren) Menschen, in denen es weit Wichtigeres gibt als Kosmetik und in denen ein Nagelpilz ohne besondere Bedeutung ist.

Nichts wäre verkehrter, als jede Nagelpilzerkrankung *heilen* zu wollen.

In der überwiegenden Zahl der Fälle besteht die optimale Behandlung darin, daß entweder der Arzt dem Patienten klar macht oder daß der Betroffene sich selbst klar macht, daß Nagelpilz nichts anderes als eine harmlose kosmetische Störung ist, wenn man die Infektiosität beseitigt. In solchen Fällen ist die optimale Therapie, »mit dem Pilz zu leben«.

Mit seinem Nagelpilz »in friedlicher Koexistenz zusammenleben« heißt in praktischer Hinsicht:

1. Nägel sehr kurz halten!
2. Ca. 3 × wöchentlich eine Pilzlösung unter die Nägel tropfen!
3. Den Nagelpilz ansonsten so akzeptieren, wie er ist, ohne psychisch ein »Feindbild« aufzubauen und zu unterhalten!

»Koexistenz« heißt, jeder läßt jeden leben, und jeder berücksichtigt die Interessen des anderen Partners: – Der Mensch läßt den Pilz leben. – Der Pilz breitet sich nicht weiter aus.

Patientenratgeber neigen dazu, zu idealisieren und somit jeden Patienten »heilen« zu wollen. Dadurch unterscheidet sich dieser Ratgeber von anderen:

— *In vielleicht 50% der Fälle* soll dieser Ratgeber zu *mehr therapeutischer Aktivität* animieren und vor Schaden bewahren, indem die Nagelpilzerkrankung geheilt wird.
— *In vielleicht 50% der Fälle* soll dieser Ratgeber zu *weniger therapeutischer Aktivität* animieren und vor Schaden bewahren, indem nutzlose Behandlungen verhindert werden.

Wenn Sie sich erst mal nach sorgfältigem Abwägen aller Vor- und Nachteile dazu entschlossen haben, mit Ihrem Nagelpilz – wie beschrieben – »in friedlicher Koexistenz« zusammenzuleben, dann sollten Sie – abgesehen von dem Kurzhalten der Nägel und der Anwendung der Lösung – das Thema allerdings auch tatsächlich »ad acta legen«. Das heißt: Jeder weitere negative Gedanke an den Nagelpilz schadet *Ihnen,* ohne dem Pilzerreger im geringsten zu schaden! Genaueres zu diesem enorm wichtigen Thema lesen Sie im letzten Kapitel dieses Buches.

≡   **Entscheidungskriterien und ihre Wertung**

Nachdem Sie nun alle einzelnen Behandlungsmöglichkeiten und deren Kombination zu Behandlungsstrategien genau kennen, bleibt die entscheidende Frage, welche Methode die *für Sie* richtige ist.

Bei der Wahl der individuellen Behandlungsmethode sollte man aber nicht »nach Gefühl« vorgehen. Denn es gibt eine ganze Reihe klarer Entscheidungskriterien; wenn man diese objektiviert bewertet und gegeneinander abwägt, resultiert daraus schließlich eine Strategie, die man objektiv als »richtig« bezeichnen kann. Unter diesen Entscheidungskriterien muß man solche, die *nur der Arzt* beurteilen kann, von solchen trennen, die *nur der Betroffene* beurteilen kann.

═   Begleiterkrankungen

—   *Begleiterkrankungen mit direkten Bezug*

Wenn Sie ausgeprägte arterielle Durchblutungsstörungen haben, so ist das eine so gravierende Ursache Ihrer Nagelpilzerkrankung, daß bei realistischer Einschätzung mit einer dauerhaften Heilung meistens nicht gerechnet werden kann. In solchen Fällen sind also nur Behandlungsstrategien unterhalb der »mittleren Standard-Kombination« zu empfehlen, also in der Regel »ein friedliches Zusammenleben« mit dem »entschärften« Pilzerreger (siehe S. 92 ff).

Tab. 3   Entscheidungskriterien

Beurteilbar durch	Beispiele
den Arzt	Ursächliche Krankheiten wie Durchblutungsstörungen, Stoffwechselstörungen etc.
Arzt und informierten Patienten	Stärke des Befalls, Zahl der betroffenen Nägel, Alter des Betroffenen etc.
den Patienten	Psychische Beeinträchtigung Soziale Störung Motivation zur Behandlung

»Große« Strategien brächten lediglich Nachteile ohne einen dauerhaften Vorteil: Erzielte Besserungen wären nach Therapieende sehr schnell wieder rückläufig, während eventuelle Therapieschäden dauerhaft weiterbestehen könnten. Insbesondere ist bei arteriellen Durchblutungsstörungen vom *Ziehen der Nägel* dringend *abzuraten,* da die Durchblutungsstörung nicht nur zur schnellen Reinfektion führen kann, sondern auch zu langfristigen Nagelwachstumsstörungen. Auch jede *Tablettenbehandlung* ist in solchen Fällen ziemlich sinnlos, weil der Wirkstoff ja nur mit dem Blutstrom in die Nagelwurzel gelangen kann, bei Durchblutungsstörungen also gerade auch der Transport in den Nagel verringert ist.

Analoges gilt für alle anderen ursächlichen Erkrankungen, wenn sie nicht therapeutisch wesentlich beeinflußbar sind. Ist eine entscheidende Ursache nicht abstellbar, so ist eine dauerhafte Heilung nicht möglich. Das kann aber natürlich nur Ihr Arzt feststellen und beurteilen – fragen Sie ihn ungeniert, denn dieser Punkt ist ja von allergrößter Wichtigkeit.

Begleiterkrankungen mit indirektem Bezug

Ältere Menschen haben »ihren« Nagelpilz meistens an den Zehennägeln. Gleichzeitig leiden sie oft aber auch an anderen typischen Alterserkrankungen, die ihnen eine intensive Lokalbehandlung an den Zehennägeln von vorneherein unmöglich machen: Viele alte Menschen haben z. B. schlechte Augen (grauer Star, grüner Star, Fehlsichtigkeit etc.), so daß sie die befallenen Nagelpartien nicht optimal von den gesunden Stellen unterscheiden können.

Viele andere haben Rheuma oder Bandscheibenschäden, so daß sie sich gar nicht richtig und ausdauernd genug zu den Zehen hinabbeugen bzw. die Füße hochnehmen können. Schon gesunde und sportliche Jugendliche bekommen »ein lahmes Kreuz«, wenn sie einige Minuten intensiv an ihren Zehennägeln manipulieren müssen. Daher macht eine altersbedingte oder krankheitsbedingte allgemeine Steifigkeit jede Behandlung einer Zehennagelerkrankung von vorneherein aussichtslos. Schließlich haben einige Menschen Gicht oder Rheuma in den Händen. Und manche Menschen sind von Natur aus sehr ungeschickt.

In allen diesen Fällen sind die Heilungsaussichten bei Zehennagelpilz grundsätzlich schlecht. Denn (fast) jede vernünftige Behandlungsstrategie schließt ja die unblutige Nagelablösung oder »Nageltoilette« mit ein. Dabei handelt es sich aber um feinste manuelle Manipulationen auf kleinstem Gebiet bei ungünstiger Körperhaltung, so daß jede Einschränkung der Sehfähigkeit, der manuellen Geschicklichkeit und der allgemeinen Beweglichkeit eine solche Behandlung von vornherein ausschließt.

Manch einer wird nun einwenden: Dann lasse ich die manuellen Arbeiten an den Zehennägeln eben von dem/der Fußpfleger(in) erledigen. Unsere Antwort: Das ist im Prinzip o. k. Aber in der Praxis hat sich herausgestellt, daß das nur selten wirklich funktioniert. Denn die Heilung einer fortgeschrittenen Zehennagelmykose macht die o. g. Maßnahmen so häufig, so intensiv und so langfristig notwendig, daß das eine teure Behandlung würde, wenn man selbst nicht wenigstens teilweise die manuelle Lokalbehandlung übernehmen kann.

In sehr hohem Alter treffen die o. g. Behinderungen – Nachlassen der Sehfähigkeit, der manuellen Geschicklichkeit und der allgemeinen Beweglichkeit – auch ohne spezielle Erkrankungen der Augen, Hände, Wirbelsäule etc. zu. Daher gilt: Je älter der Patient, um so eher sollte seine Behandlungsstrategie der Wahl die friedliche Co-Existenz mit dem entschärften Nagelpilz sein.

—   *Begleiterkrankungen ohne speziellen Bezug*

Bekanntlich gibt es heutzutage nur noch relativ wenige Menschen, die über längere Zeit wirklich gesund sind. Die meisten dieser Krankheiten stehen dabei mit einer gleichzeitigen Nagelpilzerkrankung nicht im Zusammenhang. Und trotzdem sprechen solche Erkrankungen häufig gegen eine intensivere Nagelpilzbehandlung: Wer zum Beispiel ohnehin schon täglich 6 oder 11 oder – was auch vorkommt – 15 Sorten von Tabletten schluckt, belastet damit seine Leber bzw. den gesamten Organismus so, daß die zusätzliche Einnahme von Tabletten gegen den Nagelpilz über Monate nicht angebracht ist.

Und wer an vielen anderen Krankheiten wie Herzversagen, hohem Blutdruck, Stoffwechselstörungen oder gar Krebs leidet, für den nimmt die Bedeutung der Nagelpilzerkrankung – mit Zunahme der Zahl und Schwere der anderen Erkrankungen – verständlicherweise immer mehr ab. Multimorbidität (= mehrere Krankheiten gleichzeitig) und schwere Krankheiten nehmen bekanntlich mit zunehmendem Alter zu. Auch deshalb wird die Behandlung einer Nagelpilzerkrankung – die ja letztendlich nur eine kosmetische Störung darstellt – relativ gesehen immer unwichtiger.

=== Sonstige objektive Kriterien

Wenn jüngere Menschen und ansonsten relativ gesunde Menschen an Nagelpilz leiden, sind ganz andere Entscheidungskriterien von Bedeutung, die Arzt und Patient in gleicher Weise einschätzen können:

Tab. 4   Die vier wichtigsten objektiven therapeutischen Kriterien

Kriterium	
Nägel	wenige oder viele befallen
Einzel-Nagel	leicht oder stark befallen
Patient	jung oder alt
Lokalisation	Finger oder Zehen

Leichter Befall – starker Befall

Sind die einzelnen Nägel nur vorne befallen, ist natürlich das Ziehen der Nägel die falsche, dagegen Nageltoilette bzw. unblutige Nagelauflösung die richtige Methode der Entfernung befallener Nagelpartien.

Ebenso spricht leichter Befall des einzelnen Nagels gegen eine Tablettenbehandlung, denn die Einnahmedauer ist bei leichtem und starkem Befall immer gleich lang. Umgekehrt spricht der totale Befall des Nagels bis unter den hinteren Nagelwall sowohl klar für eine Tablettenbehandlung als auch für ein eventuelles Ziehen des Nagels.

Befall einzelner Nägel – vieler Nägel

Ist nur ein einziger Nagel teilweise befallen, wäre die Tablettenbehandlung – bei der ja der ganze Organismus mit Wirkstoff überschwemmt wird – falsch. Richtig wäre in diesem Fall aber unter Umständen das Ziehen des Nagels, weil man so mit relativ wenig Aufwand viel Effekt erzielt.

Ob man tatsächlich den Nagel zieht oder besser eine unblutige Ablösung, z. B. mit Nagellack und Nageltoilette, durchführt, hängt dabei wieder von individuellen Gegebenheiten des Falles ab.

Natürlich spricht der Befall nur eines Nagels überhaupt für eine Behandlung, egal welche Begleitumstände vorliegen und egal, welche Methode man anwendet: Denn bei der Heilung von einem befallenen Nagel stehen dem relativ geringen Therapieaufwand gleich zwei entscheidende Resultate gegenüber, nämlich »kosmetische« Heilung einerseits und »infektiöse« Heilung andererseits. Mit anderen Worten: Ist ein Nagel betroffen, lohnt es sich immer, eine weitere Ausbreitung mit allen Mitteln zu verhindern. Sind dagegen schon alle Nägel total befallen, ist eine weitere Verschlechterung ja gar nicht mehr möglich.

Junger Patient – alter Patient

Mit dem Patientenalter kommt ein weiteres ganz wichtiges Kriterium ins Spiel: Es ist klar, daß der Fall eines 18jährigen mit Nagelpilz ganz anders zu beurteilen ist als der Fall eines 81jährigen. Ersterer hat im Falle einer Nicht-Behandlung z. B. noch 60−70 Lebensjahre mit Nagelpilz, letzterer vielleicht noch 2 Jahre mit Nagelpilz vor sich. Dazu kommt – und damit überschneiden sich die einzelnen Bewertungskriterien immer mehr – daß bei Jugendlichen meist nur ein leichter Befall, bei Alten ein starker Befall vorhanden ist, daß Jugendliche in der Regel gesünder, Ältere kränker sind, daß bei Jugendlichen die Voraussetzung für alle Behandlungsmöglichkeiten gegeben sind, bei Alten meist alle möglichen Einschränkungen bestehen. Dazu kommen die ganz entscheidenden subjektiven Bewertungskriterien, von denen noch die Rede sein wird.

Also: Ganz allgemein spricht

– Niedriges Lebensalter: für jede Art von Behandlung mit allen Konsequenzen und gegen eine friedliche Koexistenz mit dem Nagelpilz.
– Höheres Lebensalter: Gegen jede Art von Behandlung und für eine friedliche Koexistenz mit dem – allerdings entschärften – Erreger.

Fingernägel – Zehennägel

Wenn man nun noch das Kriterium »Hände – Füße« in seine Überlegungen einbezieht, sieht man besonders deutlich, wie die einzelnen Kriterien ineinandergreifen bzw. »sich gegenseitig« bedingen:

Gerade bei diesen Bewertungskriterien wird eine Entscheidung zwischen den beiden Standardbehandlungen relativ einfach sein:

– An den Fingernägeln stellen Verbände, mit denen die unblutige Ablösung nun mal verbunden ist, in jedem Fall eine erhebliche Beeinträchtigung dar, so daß man hier in der Regel zunächst die Nagellack-Behandlung bevorzugen wird.
– Das kann aber auch für die Zehennägel zutreffen, selbst wenn man eine bessere Wirkung der unblutigen Ablösung unterstellen würde: Viele alte Menschen sind zu der dabei notwendigen Feinarbeit von Verbänden an den Zehen nicht fähig, so daß man auch aus diesem Grund dann einen der Nagellacke bevorzugt.

Tab. 5   Bewertungskriterien für Fingernägel und Zehennägel

	Fingernägel	Zehennägel
Psychische Bedeutung	sehr groß	klein
Soziale Bedeutung	sehr groß	klein
Berufliche Bedeutung	sehr groß	klein
Alter	mehr bei Jüngeren	mehr bei Alten
Begleiterkrankungen	oft abstellbar (z. B. Hautpilz)	selten abstellbar (z. B. Durchblutungsstörungen)
Zahl der befallenen Nägel	oft nur einzelne Nägel	oft viele oder alle Nägel
Stärke des Befalls	öfters nur leichter Befall	oft starker oder totaler Befall

Insgesamt spricht der Befall der Fingernägel alleine sehr stark *für* eine Behandlung, weil hier meistens ganz überwiegend positive Argumente zusammenkommen und die Behandlungsaussichten relativ gut sind. Dagegen handelt es sich bei Nagelpilz der Zehennägel meistens um alte, multimorbide Patienten mit nicht heilbaren Grundkrankheiten – und das alles spricht eben *gegen* eine Behandlung um jeden Preis.

Subjektive Behandlungskriterien

In der letzten Tabelle über die Bewertung von Zehennagel- bzw. Fingernagelbefall wurde schon angedeutet, daß neben medizinischen und objektiven auch soziale und subjektive Entscheidungskriterien eine Rolle spielen. Sie werden auf Anhieb verstehen, was damit gemeint ist, wenn Sie nur je ein Beispiel aus dem beruflichen und privaten Bereich betrachten:

– Ein Metzger bekommt Nagelpilz an Zehen- und Fingernägeln. Hinsichtlich der Zehennägel ist das ziemlich irrelevant. Aber: Würden Sie bei einem Fleischer Wurst und Fleisch einkaufen, der beides deutlich sichtbar mit Nagelpilz-Fingern anfaßt?
 Das gilt natürlich in gleichem Maße für viele andere Berufe mit Kundenkontakt: Masseur, Krankenschwester, Friseuse, Kosmetikerin, Schuhverkäufer, Lebensmittel- und Textilverkäufer (und jede andere Art von Verkäufern) etc.

Demgegenüber spielen gleichartige Erkrankungen in Berufen ohne Kundenkontakt eine wesentlich geringere Rolle.

– Eine junge Frau, die noch nie über allzuviel Selbstbewußtsein verfügte (anders ausgedrückt: die schon immer etwas zu Minderwertigkeitskomplexen neigte), hat einen möglichen Partner kennengelernt und ist frisch verliebt. Nur zu verständlich, daß sie ihr Fingernagelpilz extrem stört. Denn die Vorstellung von Zärtlichkeiten mit »Pilzfingern« (streicheln, die Lippen berühren, über das Haar gleiten etc.) erscheint ja auch bei objektiver Bewertung nicht sehr appetitlich.

Solche Kriterien gelten auch in zahlreichen anderen Bereichen der Partnerschaft und des allgemeinen Zusammenlebens von Menschen.

Demgegenüber spielen solche Überlegungen bei einem älteren Ehepaar, von denen beide Partner Nagelpilz an den Zehennägeln und jede Menge andere Krankheiten und Sorgen haben, keine wesentliche Rolle.

In beiden Beispielen ist die tatsächliche soziale Behinderung durch den Nagelpilz einigermaßen objektiv einschätzbar. Dazu kommt dann aber der psychische Faktor: Der eine reagiert hochsensibel auf solche sozialen Störfaktoren, der andere hat dagegen ein »dickes Fell«; so ist es leicht vorstellbar, daß dem beschriebenen Metzger der Nagelpilz solange gleichgültig ist, bis die Kundschaft meßbar abnimmt und damit das Geld in der Kasse.

Wie krankhaft oder schwer ein Nagelpilz ist, hängt also nicht nur von seiner Ausdehnung und der Stärke des Befalls ab, sondern in gleichem Maße von der mentalen Einstellung, der subjektiven Einschätzung, den Wünschen, Vorstellungen und Zielen des Betroffenen.

Und diese Faktoren sind auch deshalb von allergrößter Wichtigkeit, weil sie unmittelbar für die therapeutische Motivation des Betroffenen entscheidend sind. Denn der ausschlaggebende Faktor hinsichtlich der Behandlungsaussichten (Prognose) ist keiner der bisher genannten, sondern die **Stärke des Wunsches** des Betroffenen, die Pilzerkrankung loszuwerden:

– Die besten Mittel (Tabletten, Salben) und Methoden (unblutige Nagelablösung, Nageltoilette) führen zu nichts, wenn der Leidensdruck des Betroffenen zu gering ist, um eine konsequente Dauertherapie zu garantieren.

– Umgekehrt kommt es oft zur Heilung bei Patienten mit objektiv schlechter Ausgangslage, bei denen aber eine absolut optimale, konsequente und hartnäckige Anwendung letztendlich den Ausschlag gegeben hat.

Da eine Nagelpilzerkrankung so gut wie immer mit monatelanger und schwerer Arbeit verbunden ist (denn so gut wie jedes vernünftige Therapiekonzept beinhaltet entweder »Nageltoilette« oder unblutige Nagelablösung), ist eine erfolgreiche Behandlung ohne großen Leidensdruck, d. h. ohne große Behandlungsmotivation von vorneherein nicht erfolgversprechend.

Das ist aber auch kein Problem: Denn wenn kein Leidensdruck besteht, gibt es auch keinen vernünftigen Grund zur Heilung, sondern es reicht – auch objektiv gesehen – völlig aus, die Infektiosität zu beseitigen – und das ist mit weniger Mühe als der des täglichen Zähneputzens erreichbar. Das Problem ist lediglich, daß Ihr Arzt keine vernünftige Therapieentscheidung treffen kann, wenn er über diesen äußerst wichtigen **Faktor Leidensdruck/Motivation** nichts weiß.

Die Sache liefe schlecht, wenn sich Ihr Arzt schweren Herzens u. a. zur Tablettenbehandlung entschließt, weil er glaubt, Sie wären hochmotiviert und zu jedem Opfer bereit. Wenn Sie dann die Behandlung nach zwei Monaten abbrechen, weil Sie der Pilz nicht hinreichend stört, haben Sie letztendlich nur zwei Monate Nebenwirkungen und keinen dauerhaften Effekt.

Die Sache liefe auch schlecht, wenn Ihr Arzt in der gleichen Annahme die befallenen Nägel zieht, aber Ihre Motivation reicht zur monatelangen Nachbehandlung nicht aus. Sie haben dann nur Schmerzen, Arbeitsunfähigkeit und Nebenwirkungsrisiko – und den Nagelpilz nach einiger Zeit nach wie vor.

Und es wäre schade um die Zeit und Mühe, wenn Ihr Arzt Ihnen ausführlichst die technischen Details der unblutigen Nagelablösung erklärt, während Sie schon damit völlig zufrieden wären, daß sich der Pilz nicht weiter ausbreitet.

Es ist daher – schon vor dem ersten Arztbesuch – von größter Wichtigkeit, daß Sie sich darüber Gedanken machen, was Sie selbst eigentlich wollen. Daß Sie sorgfältig zwischen notwendigem Therapieaufwand einerseits und subjektiver Motivation andererseits abwägen, und dabei die Gesamtstärke der Erkrankung und die objektiven Heilungsaussichten mit berücksichtigen.

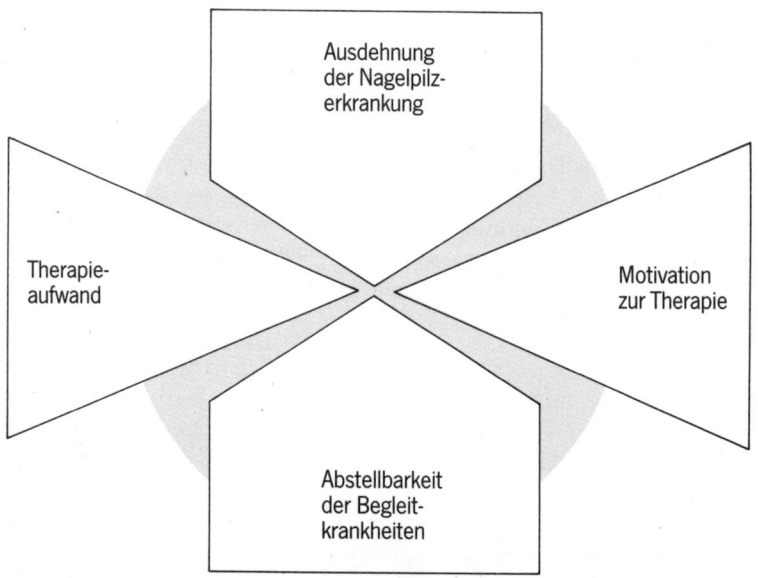

Abb. 26   Kriterien bei der Entscheidung für eine Behandlungsform.

Ihr Arzt wird genau die gleichen Überlegungen anstellen, aber seine ganze »Rechnung« ergibt ein völlig falsches Resultat, wenn er den Faktor »Motivation« falsch einschätzt.

Dabei muß noch einmal ganz klar betont werden, daß weder die Heilung noch die friedliche Co-Existenz *das* »bessere« Behandlungsziel ist. Erstere ist besser, wenn Sie die Pilzerkrankung sehr beeinträchtigt; letztere ist eindeutig dann besser, wenn Sie psychisch ganz gut mit dem Pilz leben können.

Entscheidend ist also Ihre ganz persönliche subjektive Einstellung zur Erkrankung – und dieses wichtigste aller Entscheidungskriterien und die daraus resultierende Motivation kann nur ein Mensch auf dieser Welt korrekt feststellen: Sie selbst!

Bevor Sie zum Arzt gehen, sollten Sie für sich klären:
– Wie stark belastet Sie die Nagelpilzerkrankung?
– Zu welchen »Opfern« (Arbeit, Nebenwirkungsrisiko) sind Sie bereit?

≡ Die richtige mentale Einstellung: Feindbilder abbauen, Motivation aufbauen

Der richtige Weg zur Lösung eines Problems – in diesem Fall ist die Nagelpilzerkrankung Ihr Problem – besteht grundsätzlich aus folgenden Schritten:

1. Objektives Sammeln aller Fakten, die zur Entscheidung notwendig sind.
2. Wertung der subjektiven Daten durch Selbsterkenntnis und richtige Einschätzung der eigenen Grundeinstellung und der persönlichen Ziele.
3. Gegenüberstellung und Abwägen der objektiven Daten und der subjektiven Ziele.
4. Daraus ergibt sich in diesem Fall eine klare *Therapieentscheidung.*
5. Hat man sich so für ein Therapieziel entschieden, sollte man sich mental nie mehr mit den o. g. Entscheidungskriterien beschäftigen,
6. sondern statt dessen alle mentale Energie dazu benutzen, entweder mentale Feindbilder abzubauen oder eine große Motivation zur Therapie aufzubauen, also die jeweilige Entscheidung mental fest zu installieren.

In der Praxis sieht das leider meistens ganz anders aus:

Manche Patienten, die sich erst mal zögerlich dazu entschlossen haben, eine Sanierung ihrer Pilzerkrankung nicht anzustreben, lassen dennoch ihren Gedanken unablässig um die Frage kreisen, ob nicht vielleicht doch diese oder jene Behandlung infrage käme. Sie lesen jeden Zeitschriften-Artikel und jede Werbung über ihre Krankheit und bezweifeln unablässig die Richtigkeit ihrer Entscheidung. So sind sie permanent unzufrieden und ärgern sich jedesmal aufs neue, wenn ihr Blick auf die erkrankten Nägel fällt. So sind sie dauernd hin und her gerissen zwischen »ob doch ...« oder »doch lieber nicht ...«. So nehmen Größe und Farbigkeit des Feindbildes »Nagelpilz« immer mehr zu. Wenngleich die Nagelpilzerkrankung keinerlei körperliche Beschwerden macht, entsteht so jedoch langsam eine Art mentale Erkrankung, indem der Betroffene permanent unzufrieden ist, sich durch den Pilz geärgert fühlt, und die Frustration von Woche zu Woche zunimmt.

Andere Patienten, die sich aufgrund sorgfältigen Abwägens zu der in ihrem Fall optimalen Behandlungskombination entschlossen haben, fangen schon nach zwei Wochen an, sich immer wieder mit der Frage zu beschäftigen, ob nicht vielleicht doch eine andere Methode die bessere wäre.

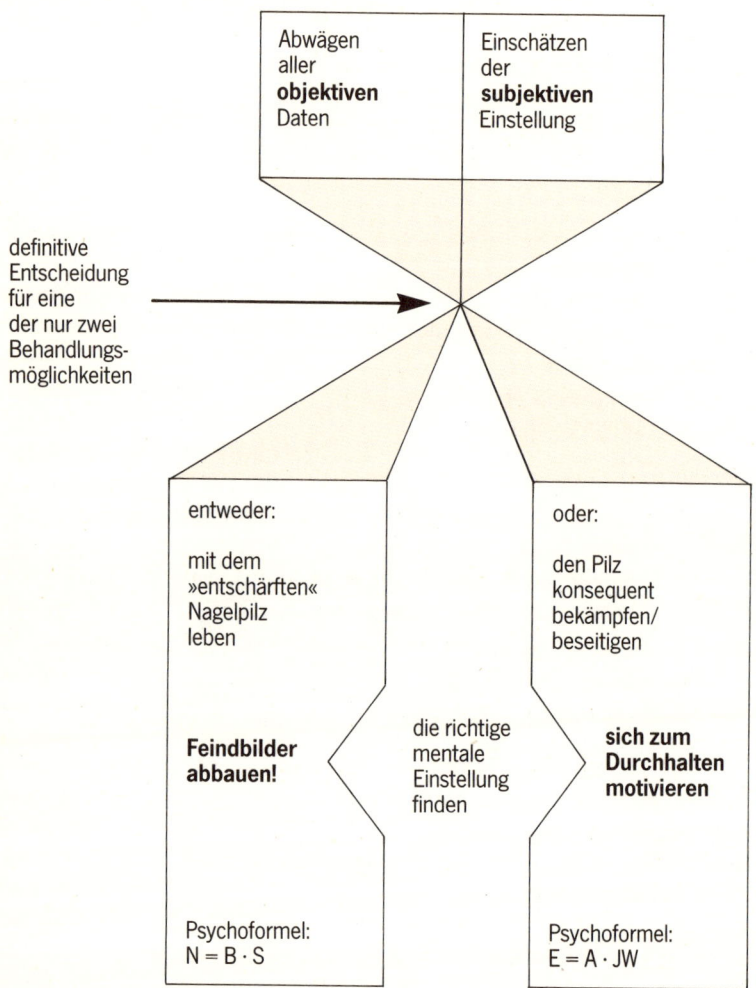

Abb. 27   Die richtige mentale Einstellung finden.

Je mehr sie sich mit ihren zunehmenden Zweifeln beschäftigen, um so weniger konsequent und gewissenhaft führen sie die gewählte Behandlungsart durch. Die Energie, die sie ungeteilt für die Behandlung aufwenden sollten, verwenden sie mehr und mehr für Zweifel, Zögern, Zaudern. Sie beschäftigen sich zwar unablässig mit ihrem Pilz, aber hauptsächlich in Form widersprüchlicher Gedanken, anstatt in Form von zielgerichteten Taten. So richtet sich letztendlich ihre Energie in Form von Zweifeln und

Unzufriedenheit gegen sich selbst, aber nicht – wie es richtig wäre – gegen den Pilzerreger. Das zögerliche Agieren mit immer wieder neuem kurzfristigen Aufraffen führt -zigmal zu Besserungen, aber nie zum Erfolg. Nach Jahren haben diese Patienten erfolglos ein Vielfaches der körperlichen und psychischen Energie aufgewandt, die bei konsequentem und zielgerichtetem Vorgehen zur definitiven Heilung notwendig gewesen wäre.

In beiden Fällen sind die Patienten zu echten Opfern ihrer Pilze geworden, wenn auch nicht körperlich, so doch psychisch. In beiden Fällen ist die Ursache eine **falsche mentale Einstellung** zu der getroffenen Therapieentscheidung. Die richtige mentale Einstellung sieht so aus:

– Hat man sich dazu entschlossen, mit dem Nagelpilz in friedlicher Co-Existenz zusammen zu leben, geht es darum, falsche **Feindbilder abzubauen.**
– Hat man sich dagegen zu einer Behandlungskombination entschlossen, geht es darum, bis zur definitiven Heilung eine unumstößliche **Behandlungsmotivation aufzubauen.**

Feindbilder abbauen

Ist man aufgrund des Abwägens nach den Kriterien und Anleitungen dieses Buches zu dem Ergebnis gelangt, daß eine Heilung des Nagelpilzes kein realistisches Therapieziel darstellt, dann sollte man ab und zu die geschilderte und mühelose Lokalbehandlung zur Beseitigung der Infektiosität durchführen und ansonsten keinen einzigen Gedanken mehr an den Pilz verschwenden. Denn jeder negative Gedanke der Frustration, des Ärgers, der Sorge ändert einerseits überhaupt nichts an der Pilzerkrankung, schadet Ihnen aber andererseits massiv, denn jeder negative Gedanke hat irgendwelche negativen körperlichen Folgen (die man allerdings erst später bemerkt, z. B. Magengeschwür etc.).

Es ist mit dem Nagelpilz wie mit einer Wand: Beides ist einfach da – mehr nicht. Wenn man sich über die Pilzerkrankung ärgert, verhält man sich so, als ob man gegen die Wand drückt:

»Solang man sich mit aller Kraft gegen eine Wand stemmt, spürt man, wie die Wand mit gleicher Intensität zurückdrückt. Verstärkt man den eigenen Druck, drückt auch die Wand stärker. Der Vergleich mag banal klingen, und dennoch stehen fast alle Menschen an irgendeiner Wand, drücken mit allen Kräften und beschweren sich gleichzeitig lautstark über den Druck der Wand. Eigene Widerstände aufzugeben ist theoretisch so einfach, fällt aber den

Menschen unglaublich schwer. Man probiere bitte selbst das Bei-
spiel mit der Wand aus, um das Problem gänzlich zu verstehen.
Tatsächlich hat man den Eindruck, die Wand würde gegen einen
drücken, weshalb man sich gezwungen fühlt, den eigenen Druck zu
erhöhen.«   (Thorwald Dethlefsen)

Die Lösung ist in beiden Fällen identisch und ganz einfach:

- *Bei der Wand:* »Die Lösung besteht darin, die Hände von der Wand
  wegzunehmen. Der Druck der Wand wird dann ganz von selbst
  verschwinden.«
- *Beim Nagelpilz:* Die Lösung besteht darin, daß sich der Betroffene
  nicht mehr über den Pilz ärgert. Dann ärgert auch der Pilz den
  Betroffenen nicht mehr!

Ein zweites Beispiel zeigt das Problem und seine einfache Lösung
noch viel besser.

»Eine pensionierte Lehrerin schlief täglich bis zehn Uhr morgens.
Doch täglich um sieben Uhr begann der Lärm in diesem Haus. Der
Milchmann klapperte im Hof mit seinen Kannen und Flaschen. Der
Briefträger ließ den Briefkastendeckel mit lautem Knall zuschnap-
pen. Kinder spielten vor dem Fenster oder unterhielten sich laut auf
ihrem Schulweg. Alles das löste Ärger aus. Diese Frau ärgerte sich
erheblich und täglich. Alles war Störung ihres Strebens zu schlafen
und löste daher automatisch Ärger aus, der sich bis zur Wut gegen
die Lärmenden steigerte.«   (Fritz Wiedemann)

Ist eine Behinderung nicht zu beseitigen, kommt es darauf an, die
inneren Zielbilder auszutauschen. Anders ausgedrückt: Man muß die Einstellung zu den Unabänderlichkeiten korrigieren. Der Ärger der Lehrerin
wie der Ärger des Patienten über seinen Nagelpilz unterliegt klaren psychologischen Gesetzmäßigkeiten:

$$N = B \times S$$

N = Intensität **N**egativer Gedanken
B = Größe der **B**ehinderung
S = Stärke des **S**trebens

Aus der Formel ergibt sich klar die Lösung des Problems: Ist B
nicht zu verkleinern, muß dies mit S geschehen. Wird S = 0, ist auch N = 0!

Entsprechend lautete der »Therapievorschlag« des konsultierten
Arztes: »Legen Sie sich zwei Stunden früher schlafen und stehen Sie um
acht Uhr auf.« – »Sie tat es, nach 2 Jahren des Sich-Ärgerns, und war über
Nacht von ihrem Ärger befreit.«

Entsprechend würde der »Therapievorschlag« beim Nagelpilz lauten: Da B (= die Behinderung durch die Pilzerkrankung) nicht zu verkleinern ist, muß S (= die Stärke des Strebens nach gesunden Nägeln) verringert werden. Mit anderen Worten: *Sie müssen Ihre inneren Zielbilder austauschen.* Solange Sie sich selbst immer wieder einreden, daß die kosmetische Störung eines Nagelpilzes Ihre Lebensqualität herabsetzt, solange wird sie das auch tun. Wenn Sie sich aber bewußt klar machen, daß es um Wichtigeres im Leben geht als um klare oder getrübte Nägel, wird Ihr Nagelpilz Sie nie wieder ärgern.

Die Gleichung gilt natürlich noch mehr, wenn man den Kampf gegen den Pilz nicht nur gedanklich, sondern faktisch aufnimmt. Wenn die Konstellation der Umstände so ist, daß eine Heilung nicht erzielbar ist, führen alle wiederholten Behandlungsversuche (= großes S) lediglich zu einer großen »Intensität negativer Gedanken« (= großes N), also zu täglich neuem Ärger, neuer Enttäuschung, neuer Verzweiflung oder Hysterie und Panik, während sich am Nagelpilz selbst (= B) letztendlich nichts ändert.

Nicht der Pilz ist das Problem, sondern die negativen Gedanken über den Pilz. Ist der Pilz nicht zu beseitigen, so beseitige man eben einfach die negativen Gedanken über den Pilz – und das Problem ist genausogut gelöst!

Motivation aufbauen

Ist man aufgrund des Abwägens nach den Kriterien und Anleitungen dieses Buches zu dem Ergebnis gelangt, daß das Streben nach Ausheilung des Nagelpilzes realistisch und sinnvoll ist, und hat man sich für eine bestimmte Behandlungsstrategie entschieden, dann sollte man nie wieder über diese Therapieentscheidung auch nur einen Gedanken verschwenden, sondern alle psychische Energie ausschließlich für die Behandlung aufwenden, bis das Therapieziel erreicht ist.

Das ist meistens auch kein Problem, wenn man die richtige mentale Einstellung zu der Behandlung findet. Denn ob die monatelange Arbeit mit der Nageltoilette oder der unblutigen Ablösungsbehandlung mühsam oder eine Kleinigkeit ist, hängt weniger von der Arbeit selbst ab als vielmehr von der Stärke der Motivation dessen, der die Arbeit verrichtet.

Auch hier anstatt langer Erklärungen ein Beispiel über die Relativität der Mühe bei einer definierten Arbeitsleistung:

>*Der Kriegsgefangene, der einen Tunnel in die Freiheit gräbt, ist fast unmenschlich leistungsfähig bzw. unermüdlich; der lebenslängliche Strafgefangene, der mit dem Verlegen von Rohren seine Haftzeit verbringen muß, ist schon vor dem ersten Spatenstich lustlos und erschöpft. Der Grund: Der Kriegsgefangene sieht einen Sinn in seiner Arbeit, er hat ein Ziel, dem er entgegenfiebert; dem Strafgefangenen fehlt jede Motivation, er arbeitet für andere und gegen seinen Willen. Die Schwierigkeit der in beiden Fällen gleichen Arbeit, der Grund der durch sie verursachten Ermüdung hängt einzig und alleine von den Gedanken ab. Ebenfalls von den Gedanken hängt es ab, ob eine schwierige Arbeit >wie geschmiert<, d.h. fehlerfrei, vonstatten geht oder ob man dabei >zwei linke Hände< hat«.*   (Klaus W. Schneider*)

Ob Tunnelbau oder monatelange mechanische Behandlung eines Nagelpilzes: Sie werden bald gestreßt aufgeben, wenn es Ihnen nicht gelingt, sich selbst richtig zu motivieren. Die Arbeit ist dagegen für Sie ein Kinderspiel, wenn Sie die Arbeit für ein Kinderspiel halten bzw. motiviert sind.

Ein zweites Beispiel zeigt das Problem und seine einfache Lösung noch besser:

>*Herr B. bekommt von der Tante K. jährlich zum Geburtstag etwas Selbstgehäkeltes oder Selbstgestricktes. Den kurzen Dankesbrief, bestehend aus fünf Zeilen, schiebt er wochenlang vor sich her; dann schließlich zwingt er sich zur Erledigung. Das kostet ihn unendlich viel Kraft: Jedes Wort ist eine Qual. Nach getaner Arbeit ist Herr B. total erschöpft wie nach schwerster körperlicher Arbeit. – Derselbe Herr B. ist verliebt in Fräulein F., die leider in einer anderen Stadt wohnt und arbeitet. So können sich die beiden nur ab und zu treffen. Herr B. hat den unwiderstehlichen Drang, fast jeden Abend einen 4–8seitigen Liebesbrief zu schreiben. Sein Herz ist übervoll, und er kann kaum so schnell schreiben, um seine vielen Gefühle und Gedanken zu Papier zu bringen. Nach dem Verschließen des Briefumschlages fühlt sich Herr B. äußerst angeregt, die vorher noch verspürte Müdigkeit ist wie verflogen.«*

(Klaus W. Schneider*)

---

* Klaus W. Schneider: Stell dir vor, es geht . . . (Glück, Gesundheit und Erfolg durch positives Denken). Herder Taschenbuch 1530

Ob einem eine Arbeit mühsam erscheint oder spielend von der Hand geht, hängt also einzig und allein von den Gedanken des Menschen, seiner Motivation, seiner Einstellung zu der Arbeit ab.

Der Ermüdungsfaktor bei Herrn B., wie der des Patienten mit seinem Nagelpilz, unterliegt klaren psychologischen Gesetzmäßigkeiten:

$$E = A \times IW \text{ oder } E = \frac{A}{IM}$$

E = Ermüdung (Anstrengung, erforderlicher Kraftaufwand)
A = Arbeit (geistige wie auch körperliche)
IM = Innere Motivation (Wahrnehmung eines Sinnes)
IW = Innerlicher Widerstand (Widerwillen, »Reibung«)

Aus der Gleichung ergibt sich: Sie werden eine Heilung Ihres Nagelpilzes relativ mühelos erreichen, wenn Sie es selber wirklich wollen. Sie werden dagegen bald unter der Mühsal der Behandlung zusammenbrechen, wenn nur Ihr Arzt eine Heilung will, während Sie selbst der Pilz ja gar nicht so sehr stört.

Begeistern Sie sich selbst von dem Ziel schöner pilzfreier Nägel. Je besser Ihnen das gelingt, um so größer die Motivation (IM) und um so kleiner die Mühe (E), die Sie bei der Behandlung empfinden. Vermeiden Sie nach getroffener Therapieentscheidung jeden Gedanken darüber, ob nicht vielleicht ein anderes Vorgehen doch die bessere Methode gewesen wäre. Jeder solcher Gedanken verursacht mentale Reibungen (= IW) und vergrößert damit automatisch die Ermüdung bzw. Anstrengung (E), die Sie bei der »Nageltoilette« etc. empfinden.

Nicht die Arbeit und die lange Behandlungsdauer an sich sind das Problem, sondern der Grad Ihrer Motivation. An der Notwendigkeit langfristiger Arbeit bis zur Heilung des Nagelpilzes ist nichts zu ändern; daher erhöhen Sie einfach die mentale Motivation bzw. verringern die mentalen Widerstände, dann wird die Mühe immer kleiner und kleiner.

Der richtige Umgang mit dem Arzt

(Zum Unterschied zwischen »Besserwissern« und
»informierten Patienten«)

Wenn Sie diesen Ratgeber sorgfältig durchlesen und einiges behalten haben, verfügen Sie über ein großes Wissen über Ihre Krankheit »Nagelpilz». Nun kommt es darauf an, was Sie damit machen. Eine Möglichkeit wäre, daß Sie Ihr Wissen in arroganter Weise »ausspielen«. Also: Sie gehen z. B. zu Ihrem Hautarzt, fahren ihm nach jedem Satz über den Mund, korrigieren jede seiner Aussage und demonstrieren mit jedem Wort, wie ungeheuer gebildet Sie sind, daß der Arzt eher weniger weiß als Sie und daß eigentlich alles nicht optimal ist, was er sagt und vorschlägt. Überflüssig zu erwähnen: Solche Patienten sind bei Ärzten nicht sehr beliebt. Und weil der Arzt grundsätzlich »am längeren Hebel« sitzt, werden Sie auf diese Art und Weise vermutlich nicht viel Gutes für sich erreichen.

Das heißt aber keinesfalls, daß Ärzte informierte Patienten grundsätzlich nicht besonders schätzen, ganz im Gegenteil. Sie mögen zwar »Besserwisser« nicht; aber ein informierter Patient erspart dem Arzt ja sehr viel Mühe und Arbeit. Er braucht nicht mehr alles ganz von vorne erklären, sondern kann sich auf die restlichen Dinge konzentrieren, die Sie noch nicht wissen.

Sie sollen sich natürlich auch nicht »kriecherisch« oder gar »demütig« verhalten. Also weder arrogant, noch kriecherisch, sondern eben ganz normal. Am allerbesten wäre es, Sie nehmen dieses Buch zur ersten Konsultation mit und sagen zum Beispiel: »Herr Doktor, ich glaube, ich habe Nagelpilz an den Zehennägel 1−3 rechts und 1−5 links. Ich habe mich bereits über das Problem anhand dieses Patienten-Ratgebers informiert. Ich möchte Ihrem Urteil nicht vorgreifen, tendiere aber am ehesten zu einer Behandlung mit erweichenden Harnstoffsalben. Ich weiß, daß das monatelange intensive Arbeit bedeutet. Tabletten möchte ich erst einmal nicht einnehmen. Die Nägel sind unbehandelt, falls Sie eine Pilzkultur anlegen wollen.«

Sie können sicher sein, daß das Herz eines jeden (vernünftigen) Arztes vor Freude »hüpft«, wenn er es mit einem solchen Patient zu tun hat. Und Sie können dann ebenso sicher sein, daß der Arzt sich genauso ernsthaft und interessiert um Ihre Heilung bemühen wird, wie Ihre Ernsthaftigkeit und Ihr Interesse groß ist.

Weitere Bücher aus unserem Programm

Achenbach, R. K.
Gesunde und kranke Haut

Funktionen und Pflege · Hautkrankheiten mit Neurodermitis
und Psoriasis · Allergien · Venen-
leiden · Haut und »Pille« · Haarpro-
bleme, Haut und Psyche
217 Seiten, 29 Abbildungen

Achenbach, R. K.
Neurodermitis

Ratgeber zur Vorbeugung,
Behandlung und Hautpflege der
Neurodermitis (Atopisches
Ekzem) · Informationen zu
Heuschnupfen und allergischem
Asthma
155 Seiten, 45 Abbildungen

Schell, H.
Akne

Der Weg zur richtigen Behandlung
93 Seiten, 20 Abbildungen

Grimmel, M./Jung, E. G.
**Sonne und Solarium – Genuß ohne
Reue?**

Sonnenbrand, Sonnenallergien
und Hautkrebs vermeiden
Licht zur Therapie von Haut-
erkrankungen
120 Seiten, 22 Abbildungen

Münker, R.
Schönheitschirurgie

Faszination und Grenzen · Aktu-
elle Operationsmethoden · Möglichkeiten von Nachoperationen
303 Seiten, 80 Abbildungen

Höfler, H.
Das Fitneßtraining fürs Gesicht

Weniger Falten, straffere Haut
durch Gymnastik und Massage
111 Seiten, 60 Abbildungen

Diese Bücher sind im Buchhandel erhältlich.
Informationen erhalten Sie bei:

≡ **TRIAS** THIEME HIPPOKRATES ENKE

Rüdigerstraße 14, 70469 Stuttgart